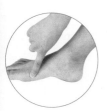
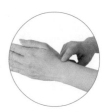

家庭按摩取穴

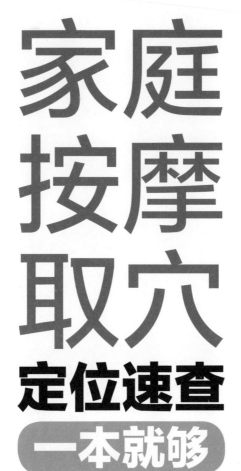

定位速查

一本就够

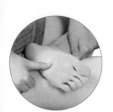
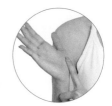
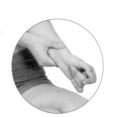

成向东／主编
北京市鼓楼中医医院康复科主任医师

CS K 湖南科学技术出版社

图书在版编目（CIP）数据

家庭按摩取穴定位速查一本就够 / 成向东编著. --长沙 ： 湖南
科学技术出版社，2018.10
ISBN 978-7-5357-9733-9

Ⅰ．①家… Ⅱ．①成… Ⅲ.①循经取穴－穴位按压疗法 Ⅳ．①R245.9

中国版本图书馆 CIP 数据核字(2018)第 045508 号

JIATING ANMO QUXUE DINGWEI SUCHA YIBEN JIUGOU
家庭按摩取穴定位速查一本就够

主　　编：成向东
责任编辑：何　苗
出版发行：湖南科学技术出版社
社　　址：长沙市湘雅路 276 号
　　　　　http://www.hnstp.com
湖南科学技术出版社天猫旗舰店网址：
　　　　　http://hnkjcbs.tmall.com
印　　刷：湖南省汇昌印务有限公司
　　　　　（印装质量问题请直接与本厂联系）
厂　　址：长沙市开福区东风路福乐巷 45 号
邮　　编：410003
版　　次：2018 年 10 月第 1 版
印　　次：2018 年 10 月第 1 次印刷
开　　本：710mm×1000mm　1/16
印　　张：13
书　　号：ISBN 978-7-5357-9733-9
定　　价：49.80 元

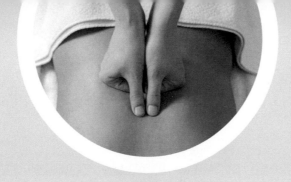

前言

　　通过按摩经络和穴位防病治病，这种古老的中医养生智慧可追溯到上古时期，著名的中医经典《黄帝内经》中就有记载。

　　经络和穴位是一门学问，它不仅反映了人体内部联系和运行的规律，更是我们治病养生的主要依据。经络和穴位的神奇之处在于，它们遍布全身，每条经络、每个穴位都有独特的养生功效，我们在平时揉胳膊、按腿脚、拍肩背的过程中，就会接触到它们，通过对这些穴位进行按摩，就可以起到治病、健身、美容等多种效果。

　　为了方便普通读者学习经络养生知识，我们从众多的穴位中精心遴选了160个常用穴位，这些穴位具有代表意义，其来源包括：人体十二条正经中的手太阴肺经、手阳明大肠经、足阳明胃经、足太阴脾经、手少阴心经、手太阳小肠经、足太阳膀胱经、足少阴肾经、手厥阴心包经、手少阳三焦经、足少阳胆经、足厥阴肝经上的穴位，以及任、督二脉上的穴位，还包括一些经外奇穴。

　　对每个穴位的介绍，包括"穴位解析""主治病症""精确定位""简易取穴""特效按摩""同效不同穴"六个版块，同时辅以调治各种常见疾病的简单实用的小偏方。另外，为了方便读者阅读，轻松掌握按摩知识，我们针对特定穴位配备了取穴定位图和真人演示图，使读者一看就懂，一学就会。

　　学会了取穴技巧，掌握了相应的按摩方法，自己在家里就可以轻松做按摩——揉揉按按，简简单单就能治病养生。

家庭常见病按摩取穴速查图

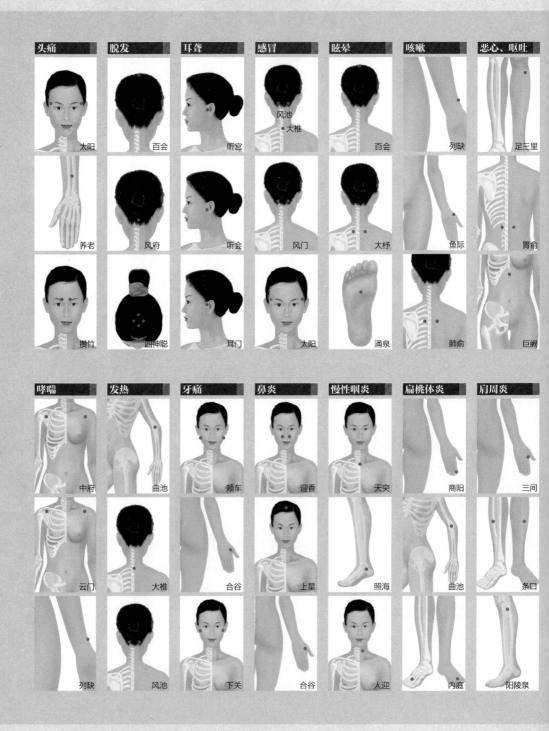

头痛	脱发	耳聋	感冒	眩晕	咳嗽	恶心、呕吐
太阳	百会	听宫	风池 大椎	百会	列缺	足三里
养老	风府	听会	风门	大杼	鱼际	胃俞
攒竹	四神聪	耳门	太阳	涌泉	肺俞	巨阙

哮喘	发热	牙痛	鼻炎	慢性咽炎	扁桃体炎	肩周炎
中府	曲池	颊车	迎香	天突	商阳	三间
云门	大椎	合谷	上星	照海	曲池	条口
列缺	风池	下关	合谷	人迎	内庭	阳陵泉

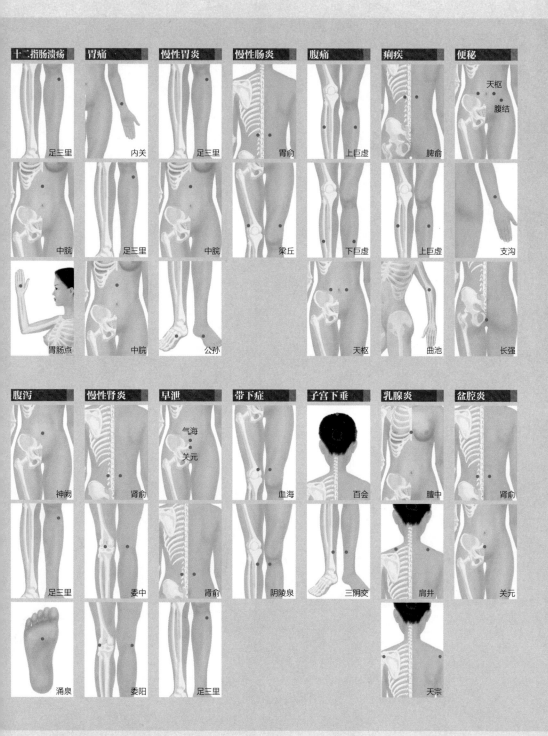

十二指肠溃疡 — 足三里 · 中脘 · 胃肠点

胃痛 — 内关 · 足三里 · 中脘

慢性胃炎 — 足三里 · 中脘 · 公孙

慢性肠炎 — 胃俞 · 梁丘

腹痛 — 上巨虚 · 下巨虚 · 天枢

痢疾 — 脾俞 · 上巨虚 · 曲池

便秘 — 天枢 · 腹结 · 支沟 · 长强

腹泻 — 神阙 · 足三里 · 涌泉

慢性肾炎 — 肾俞 · 委中 · 委阳

早泄 — 气海 · 关元 · 肾俞 · 足三里

带下症 — 血海 · 阴陵泉

子宫下垂 — 百会 · 三阴交

乳腺炎 — 膻中 · 肩井 · 天宗

盆腔炎 — 肾俞 · 关元

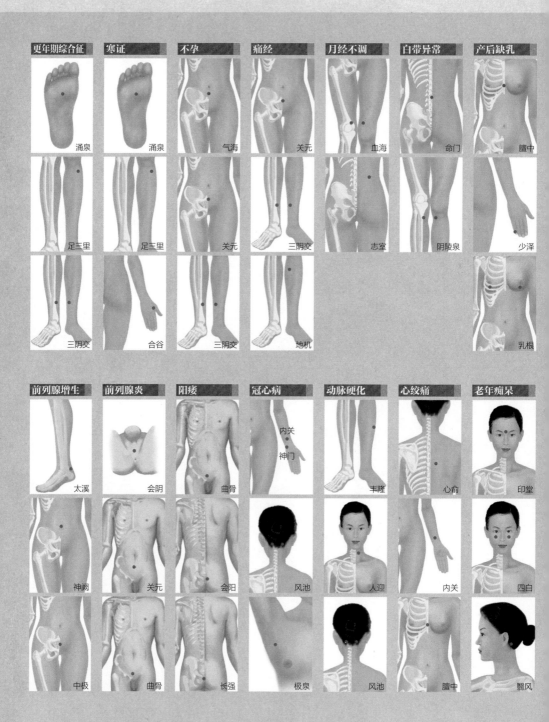

更年期综合征	寒证	不孕	痛经	月经不调	白带异常	产后缺乳
涌泉	涌泉	气海	关元	血海	命门	膻中
足三里	足三里	关元	三阴交	志室	阴陵泉	少泽
三阴交	合谷	三阴交	地机			乳根

前列腺增生	前列腺炎	阳痿	冠心病	动脉硬化	心绞痛	老年痴呆
太溪	会阴	曲骨	内关 神门	丰隆	心俞	印堂
神阙	关元	会阳	风池	人迎	内关	四白
中极	曲骨	长强	极泉	风池	膻中	翳风

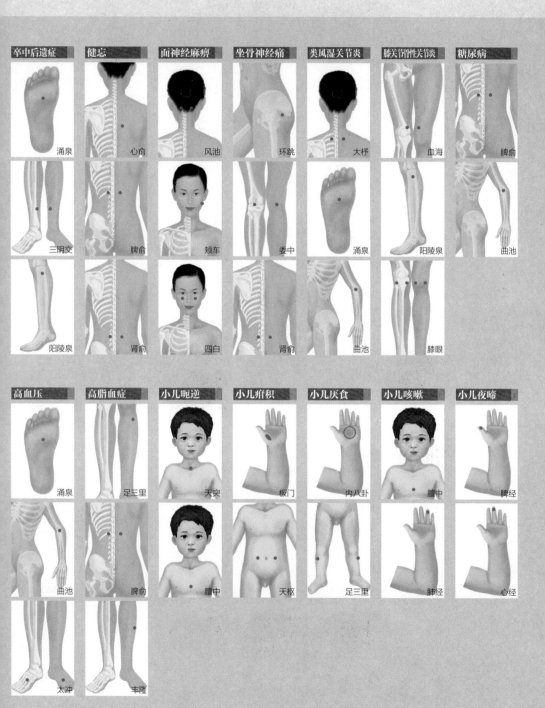

卒中后遗症	健忘	面神经麻痹	坐骨神经痛	类风湿关节炎	膝关节增生性关节炎	糖尿病
涌泉	心俞	风池	环跳	大杼	血海	脾俞
三阴交	脾俞	颊车	委中	涌泉	阳陵泉	曲池
阳陵泉	肾俞	四白	肾俞	曲池	膝眼	

高血压	高脂血症	小儿呃逆	小儿疳积	小儿厌食	小儿咳嗽	小儿夜啼
涌泉	足三里	天突	板门	内八卦	膻中	脾经
曲池	脾俞	膻中	天枢	足三里	肺经	心经
太冲	丰隆					

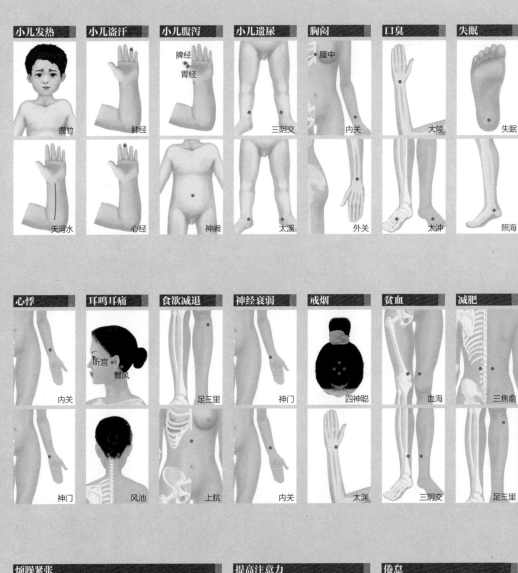

小儿发热	小儿盗汗	小儿腹泻	小儿遗尿	胸闷	口臭	失眠
攒竹	肺经	脾经 / 胃经	三阴交	膻中 / 内关	大陵	失眠
天河水	心经	神阙	太溪	外关	太冲	照海

心悸	耳鸣耳痛	食欲减退	神经衰弱	戒烟	贫血	减肥
内关	听宫 / 翳风	足三里	神门	四神聪	血海	三焦俞
神门	风池	上脘	内关	太渊	三阴交	足三里

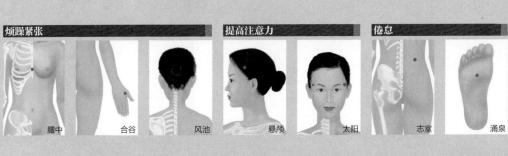

烦躁紧张			提高注意力		倦怠	
膻中	合谷	风池	悬颅	太阳	志室	涌泉

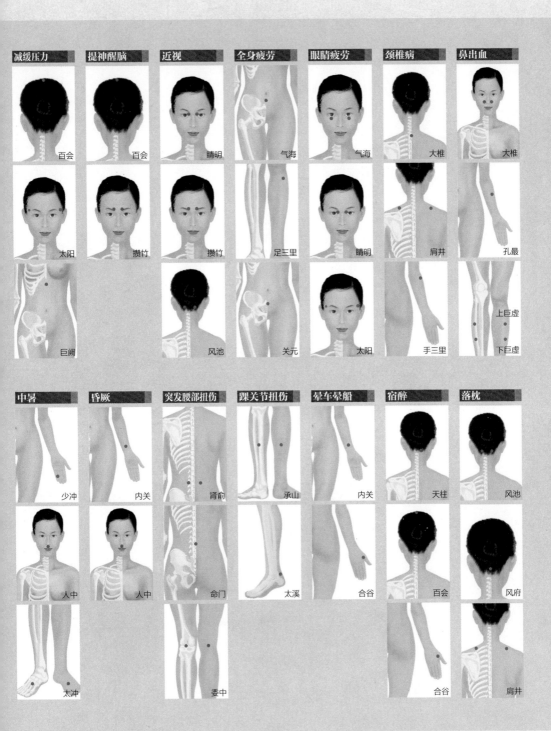

减缓压力　百会　太阳　巨阙

提神醒脑　百会　攒竹

近视　睛明　攒竹　风池

全身疲劳　气海　足三里　关元

眼睛疲劳　气海　睛明　太阳

颈椎病　大椎　肩井　手三里

鼻出血　大椎　孔最　上巨虚　下巨虚

中暑　少冲　人中　太冲

昏厥　内关　人中

突发腰部扭伤　肾俞　命门　委中

踝关节扭伤　承山　太溪

晕车晕船　内关　合谷

宿醉　天柱　百会　合谷

落枕　风池　风府　肩井

目录
CONTENTS

 绪论

妙手按出健康来：
一看就懂的家庭按摩常识

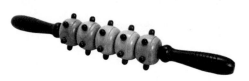

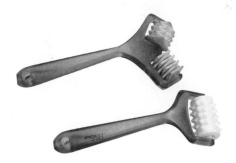

PART 1 手太阴肺经

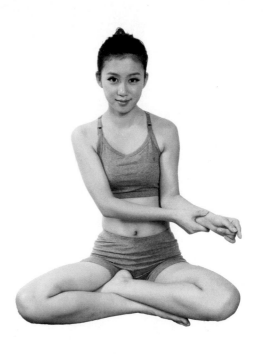

PART 2 手阳明大肠经

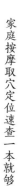

家庭按摩取穴定位速查一本就够

PART 3 足阳明胃经

PART 4 足太阴脾经

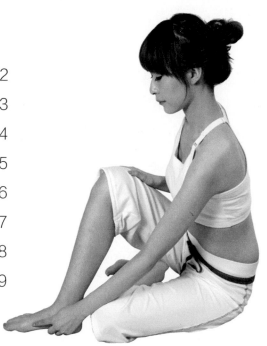

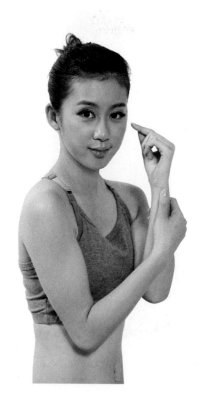

PART 5 手少阴心经

PART 6 手太阳小肠经

PART 7 足太阳膀胱经

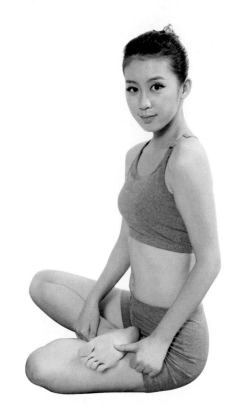

PART 8 足少阴肾经

PART 9 手厥阴心包经

PART 10 手少阳三焦经

PART 11 足少阳胆经

PART 12 足厥阴肝经

PART 13 任脉经穴

PART 14 督脉经穴

PART 15 经外奇穴

绪论 妙手按出健康来：一看就懂的家庭按摩常识

认识经络和穴位

穴位又称腧穴，是全身气血、经络输注于体表的特殊部位，与人体各组织器官有密切联系。它既能反映身体健康状态，又能接受刺激，防治疾病。

人体已确定有针对性功效的穴位大部分位于十四条经脉上，按照气血流注循行规律，这十四条主要的经脉即手太阴肺经、手阳明大肠经、足阳明胃经、足太阴脾经、手少阴心经、手太阳小肠经、足太阳膀胱经、足少阴肾经、手厥阴心包经、手少阳三焦经、足少阳胆经、足厥阴肝经，以及联系十二经脉的督脉、任脉。

按摩对人体的益处

按摩对呼吸系统的好处：通过对穴位、经络、神经等的刺激及传导作用，影响肺的功能。如按摩肺俞、膈俞及相关穴，能够调整胸膈、肺的功能状态，从而起到镇咳、平喘、化痰的作用，可加深呼吸，增加氧气的摄入和二氧化碳的排出，恢复肺的弹性。同时刺激呼吸肌，增加肺活量，使肺保持良好状态。

按摩对消化系统的好处：按摩的刺激使胃肠道平滑肌的张力、弹力、收缩力增加，从而加速胃肠蠕动，同时通过交感神经的作用，使支配内脏器官的神经兴奋，促进胃肠消化液的分泌。

按摩对免疫系统的好处：按摩可提高人体的免疫力，使白细胞的数量增加，并增强白细胞的噬菌能力。

按摩对神经系统的好处：局部按摩可使周围神经兴奋，加速传导，从而改变内脏的活动，如刺激第五胸椎处，可使贲门括约肌松弛。

按摩对血液系统的好处：能清除血液中的有害物质，还可降低血脂。

按摩对运动系统的好处：按摩可使肌肉纤维被动活动，使被牵拉的肌肉放松，消除疲劳，提高肌肉的运动能力。

按摩对其他方面的好处： 按摩首先与皮肤接触，使皮下毛细血管扩张、充血、温度增高，使腺体分泌增加，故皮肤润泽而有弹性，可施于美容按摩，因此有减少皮下脂肪堆积的功效，是一种有效的减肥手段。

按摩对缓解疼痛的好处： 按摩使细胞膜的稳定性增强，改变钾离子浓度，使疼痛症状缓解或消失。

按摩对淋巴循环的好处： 改善淋巴循环，加速水肿及渗出物等病理产物的代谢，有利于肿胀的消除及渗出物的吸收。

最简单的取穴方法

依据体表标志取穴

固定标志： 根据骨骼或肌肉形成的凸起或凹陷、五官的轮廓、发际、手指或足趾、乳头、脐窝等定位取穴。如三阴交穴以足内踝尖为标志，在其上 3 寸，胫骨内侧缘后方。

活动标志： 根据关节、肌肉、肌腱、皮肤等活动时出现的空隙、凹陷、皱纹定位取穴。如颊车穴在下颌角上方约一横指当咬肌隆起、按之凹陷处。

依据人体骨节定位取穴

骨节定位取穴是指以全身骨节为主要标志，将身体不同部位规定成一定的长度或宽度的分寸。不论性别、年龄、体型，均可按一定的骨节分寸在自身测量取穴。

人体各部位骨度分寸：

前发际正中至后发际正中 12 直寸

眉间（印堂穴）至前发际正中 3 直寸

眉间（印堂穴）至后发际正中再至第七颈椎棘突下（大椎穴）18 直寸

两额角（头维穴）之间 9 横寸

两乳突之间 9 横寸

胸骨上窝至胸剑联合中点 9 直寸

胸剑联合中点至脐中 8 直寸

脐中至耻骨联合上缘 5 直寸

两乳头之间 8 横寸

腋窝顶点至第十一肋游离端 12 直寸

肩胛骨内缘至后正中线 3 横寸

肩峰外缘至后正中线 8 横寸

腋前后纹头至肘横纹（平肘尖）9 直寸

肘横纹（平肘尖）至腕掌掌背横纹 12 直寸

耻骨联合上缘至肌骨内上髁上缘 18 直寸

胫骨内侧髁下方至内踝尖 13 直寸

股骨大转子至腘横纹 19 直寸

腘横纹至外踝尖 16 直寸

依据手指同身寸定位取穴

手指同身寸定位取穴是指以本人手指为尺寸折量标准来量取穴位的定位方法。

1. 中指同身寸法

以中指中节屈曲时内侧两端纹头之间宽度作为1寸，可用于四肢取穴和背部取穴。

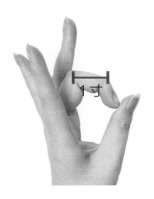

2. 拇指同身寸法

以拇指指间关节的横向宽度作为1寸，适用于四肢取穴。

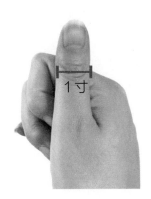

3. 横指同身寸法

将食指、中指、无名指（又称环指）、小指并拢，以中指中节横纹处为准，画一条水平线，横向宽度为3寸；食指（又称示指）和中指中节的侧面横纹之间的宽度为1.5寸，适用于头、躯干、四肢取穴。

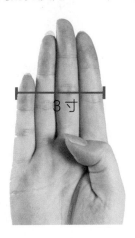

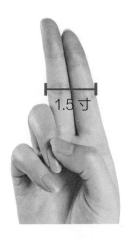

手到病自除：按摩常用手法介绍

推法 |通|经|利|窍|

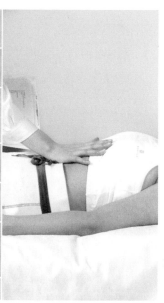

手法	用拇指、手掌、拳面或肘尖紧贴治疗部位，运用适当的压力，进行单方向的直线移动的手法。
平推法	用指、掌、拳面沿经络循行或肌肉纤维走向直线推动，着力要均匀、速度宜缓慢。
直推法	用手指、掌或鱼际部位紧贴皮肤，用力着实，推进速度和力度要均匀、持续，动作要协调，与皮肤保持一定的垂直力度，做单方向直线推。
分推法	以两手拇指或多指，按压在施术部位，向两侧相反方向分开推动的方法。
合推法	以两手指或两掌，从两个不同方向，位置相对地向中间点汇拢推进的方法。
要领	肩及上肢放松，操作向下的压力要适中、均匀，用力深沉平稳，呈直线移动，不可歪斜，推进的速度宜缓慢均匀，每分钟 50 次左右。
功效	行气止痛，温经活络，调和气血。

拿法 |舒|通|四|肢|关|节|经|络|

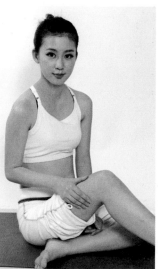

手法	用拇指与食指、中指或用拇指与其余四指螺纹面着力，做对称性相对用力，在一定的穴位或部位上进行一紧一松的捏提动作的手法。
三指拿法	此拿法以手指为主。此法适用于指、趾等身体较小的部位。
五指拿法	用拇指与其余四指指面为着力部位，相向对称用力挤压，捏而提起。
要领	腕关节要放松，巧妙运用指力，手指要协调，动作应柔和灵活。力量要由轻到重，轻重和谐，不可用指端去扣掐。
功效	舒经通络，解表发汗，镇静止痛，开窍提神。

摩法 |消|化|疾|病|和|时|尚|美|容|的|常|用|按|摩|手|法|

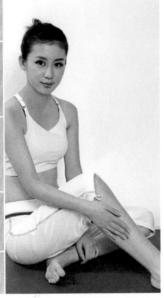

手法	用手掌或指腹轻放于体表治疗部位，有节律地做环形摩动的手法。
指摩法	手指并拢，指掌部自然伸直，腕微屈曲，以食指、中指、无名指及小指的中节和末节指腹贴附于施术部位的皮肤上，做直线或环旋摩动的手法。
掌摩法	手掌自然伸直，腕关节放松，贴附于施术部位，以掌心和掌根为着力点，在腕及前臂带动下，持续、连贯、有节奏地环转摩动。此法适用于腰背及胸腹部。
要领	腕关节放松，指掌关节自然伸直，着力部位紧贴体表，前臂连同腕部做缓和协调的环旋抚摩运动，顺时针或逆时针方向均匀往返操作。
功效	益气和中，消积导滞，疏肝理气，调节肠胃，活血散瘀，消肿止痛等。

按法 |一|般|用|于|胸|胁|病|痛|

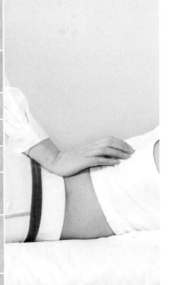

手法	用拇指、掌根等部位按压体表一定的部位或穴位，逐渐向下用力，持续几秒至半分钟。
指按法	以拇指指腹或食指、中指、无名指指腹按压体表的方法，常用于穴位。
指腹按压法	用另一手拇指重叠按压，常用于穴位。
指端按法	以指端按压，常用于穴位。
屈指按法	食指屈曲，以指背按压，常用于穴位。
掌按法	以掌根、全掌或鱼际部位进行按压，此方法常用于背、腹等面积较大部位。
要领	垂直按压，固定不移，用力由轻到重，稳而持续，忌用暴力。指压法结束时不宜突然放松，应逐渐递减按的力量。
功效	安心宁神、镇静止痛、温中散寒、矫正畸形。

捏法 |行|气|活|血|，|对|脏|腑|功|能|有|益|

手法	用拇指和食指、中指相对，挟提皮肤，双手交替捻动，向前推进。
啄捏法	以双手微握，无名指与小指握向掌心，虎口向上，食指自然微弯。用拇指与中指指腹相对用力，一张一合，反复、持续、快速地捏拿皮肤。
要领	以腕关节用力为主，指关节灵活轻巧地进行连续挤捏，双手同时操作要协调，用力均匀柔和，速度可快可慢，快者每分钟100~120次，慢者每分钟30~60次。
功效	调和阴阳，增补元气，健脾和胃，疏通经络，行气活血。

揉法 |缓|解|疲|劳|

手法	用手的不同部位在体表一定的部位上作圆形或螺旋形的揉动，通过手指或掌的揉动带动该处皮下组织滑动的手法。
大鱼际揉法	用手掌大鱼际在治疗部位上进行轻柔灵活的揉动的方法。
掌根揉法	用掌根附着于施术部位上，以肘关节为支点，前臂做主动运动，带动腕掌做小幅度的回旋运动，使掌根部在施术部位上进行柔和、连续不断的旋转揉动的方法。
拇指揉法	以腕关节为支点，拇指主动做环转运动，余指配合拇指做助力运动，使拇指螺纹面在施术部位上进行连续不断的旋转揉动的方法。
中指揉法	中指指间关节伸直，掌指关节微屈，以中指螺纹面着力于施术部位或穴位上的方法。
功效	加速血液循环、改善局部组织的新陈代谢、活血散瘀以缓解痉挛和减轻疼痛。

擦法 | 温 | 经 | 透 | 热 | ， | 治 | 疗 | 寒 | 症 |

手法	用指或掌为着力部位，在施术部位作直线快速往返运动，使之摩擦生热的手法。
指擦法	将食指、中指并拢，用螺纹面做往返的直线擦动的方法。
鱼际擦法	用鱼际在穴位上做往返的直线擦动的方法。
掌擦法	用手掌在穴位上做往返的直线擦动的方法。
要领	腕关节要伸直，使前臂与手接近相平，以肩关节为支点，带动手掌作前后或左右直线往返擦动，不可歪斜，手掌向下的压力要均匀适中，动作要均匀而连贯。
功效	疏经通络、调和气血、放松肌肉、祛风散寒、解痉止痛。

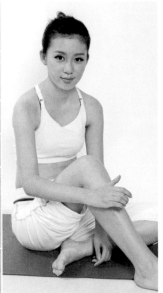

擦法 | 加 | 大 | 受 | 力 |

手法	用手背近小指侧部分或小指、无名指、中指的掌指关节突起部分着力，通过腕关节伸屈和前臂旋转的复合运动，持续不断地作用于被按摩部位的方法。
拳擦法	单手半握拳，贴近于皮肤体表部位进行直线操作，利用腕关节的第二至第五掌指关节背侧完成，腕关节的旋转是以手背的尺侧来完成的。
小鱼际擦法	第五掌指关节背侧贴近体表部位进行直线或弧线操作，不能拖动或跳动，肩臂、肘关节微屈部肌肉要放松，压力、频率、摆动幅度要均匀，动作要协调灵活。
要领	肩臂和手腕要放松，肘关节微屈约120°，即腕关节屈曲、前臂旋后时向外滚动约80°，腕关节伸展，前臂旋前时向内滚动约40°，着力要均匀，动作要协调而有节律，一般滚动的频率每分钟约140次。
功效	活血散瘀，消肿止痛，缓解肌肉痉挛，此外，还能增强肌肉的活动能力和韧带的柔韧性，促进血液循环及消除肌肉疲劳。

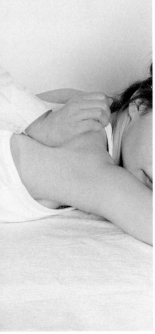

搓法 |放|松|肌|肉|，|解|痉|止|痛|

手法	两手掌面夹住肢体，对称用力做相反方向的来回快速揉搓，或作顺时针方向的回环揉搓，即做双掌对揉的动作。
指搓法	以手指为主。适用于指、趾等身体较小的部位。
鱼际搓法	以两手鱼际为主。适用于人体四肢远端肌肉。
掌面搓法	以手掌面为主。适用于腰背、胸腹、肩背、四肢近端肌肉等面积较大的部位。
要领	操作时两手用力要对称，动作柔和而均匀，搓动要快，移动要慢。
功效	疏经通络、调和气血、放松肌肉、祛风散寒、解痉止痛。

拍法 |急|、|慢|性|腰|肌|劳|损|的|常|用|按|摩|手|法|

手法	手指自然并拢，用腕关节摆动作起落，反复着力于体表施术部位的方法。
四指拍打法	将食指、中指、无名指、小指并拢拍打施术部位，以使皮肤微红为度。
指背拍打法	五指自然屈曲，用腕部屈伸带动手指，以指背拍打施术部位。
虚掌拍打法	五指并拢呈空掌状，在体表进行拍打。
五指撒拍法	五指撒开，伸直，用小指外侧前端，顺肢体或肌筋的方向，对施术部位进行拍打的方法。
要领	拍打时，肩、肘、腕要放松，以手腕发力，着力轻巧而有弹性，动作要协调灵活，频率要均匀。
功效	促进血液循环，舒展肌筋，消除疲劳和调节神经肌肉兴奋性。

常用按摩工具面面观

按摩棒

　　用凸出的一端进行击打按摩。

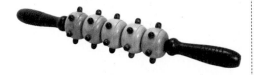

腰部按摩器

　　用凸起部分抵住疼痛部位，双手握住两边进行按摩。

颈部按摩器

　　将球状部位抵住疼痛部位，双手握住按摩器两头进行按摩。

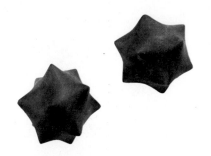

手部按摩器

　　小球：用手握住小球，用其凸起的部分刺激手部穴位，达到按摩效果。

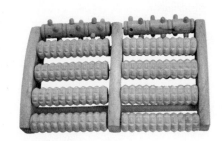

脚部按摩器

　　【夹趾器】用脚趾夹住按摩器进行穴位按摩。

　　【按摩环】将脚伸入环内，上下移动，刺激小腿部穴位。

　　【脚底按摩器】脚踩在按摩器上面，凸起的部分可以按摩脚底。

　　【按摩踏板】脚踩在上面用力时，可以利用高低不平的凸起刺激穴位。

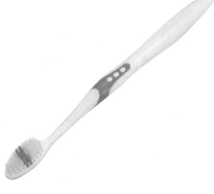

牙刷、软毛刷、浴刷

　　利用这些物品沿经络的循行路线进行刷擦，可以代替摩法或擦法。但要注意力度，避免擦破皮肤。

按摩滚轮

用滚轮进行揉法、击打法按摩，可消除肿胀。

健身锤

用健身锤经常敲打全身的主要经络穴位，可以保持身心健康、防治疾病。

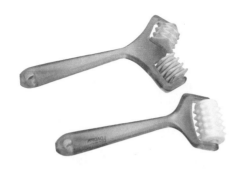

牙签、棉棒、发夹

使用牙签、棉棒或发夹可帮助施术者准确按压指尖、耳朵等窄小部位上的穴位。对大腿、臀部等肉多的部位施加强刺激时，可以将多个牙签绑成一束使用。

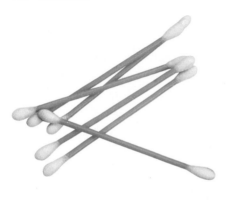

梳子

用梳子梳头或手心，可以较好地刺激这两个部位的穴位；梳背和梳柄则可以用来拍打或按摩背部、颈部等部位，起到促进血液循环的作用。

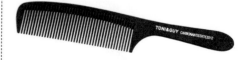

吹风机

肌肉挛痛或手脚冰凉时，可以用吹风机的热风对准穴位或不适部位，感觉灼热时移开，待灼热感消失后再吹，反复操作数次。热风的刺激能加速血液循环。

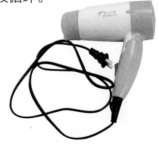

热水袋

将装满热水的热水袋用毛巾包住，放在疼痛部位，可以有效促进血液循环，缓解疼痛，尤其适用于经期腹痛。

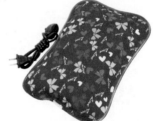

夹子

用夹子夹住疼痛穴位，能达到同捏法一样的按摩效果，而且十分便捷。

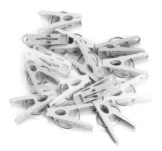

笔、钥匙

要在脚掌、手掌、胳膊这些面积较小的部位施加较强的力时，用圆珠笔或铅笔代替手指会更方便；钥匙压住穴位部分的面积较小，刺激更强。

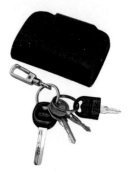

木棍

将木棍用软布包住，用以击打穴位，可以缓解疲劳、疏通筋骨。

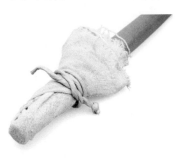

球、核桃

软式棒球、高尔夫球、网球、台球和核桃都可以用作按摩工具。其中软式棒球可在仰卧时，放在背部脊椎骨两侧的穴位处；高尔夫球、台球和核桃等硬度较大的工具，可放在脚底，稍用力使其滚动，可刺激脚底的穴位，促进血液循环。

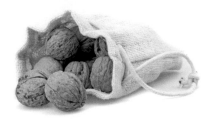

米粒、植物种子

1厘米见方的药用胶布，中央放一粒生米或植物种子，在指压或按摩后贴在穴位上，有保持按摩效果的作用。

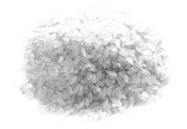

首饰

经常佩戴的首饰，如指环、项链、手链、脚链等，也可以作为按摩的工具，用其坚硬突起部分按压颈周、手腕、脚踝及手指周围的穴位，有舒筋活络的作用。

推拿介质不可少

　　推拿介质是指在推拿按摩过程中，为了减少对皮肤的摩擦损害，或发挥某些药物的辅助治疗作用，而涂抹在推拿部位皮肤上的液体、膏剂或粉末等。

水剂

凉水

有清凉肌肤和退热作用，一般用于外感热证。

红花酒精

将1克红花浸泡于100毫升酒精中，2周后使用。有活血祛瘀的功效。用于穴位按摩及缓解四肢酸痛。

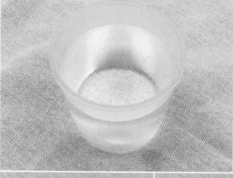

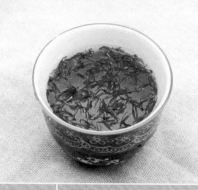

薄荷水

取5%的薄荷脑5克，浸入75%乙醇100毫升内配制而成。具有温经散寒，清凉解表，清利头目和润滑作用，常用于治疗小儿虚寒性腹泻以及软组织损伤，用于擦法、按揉法时可加强透热效果。

生姜汁

取生姜适量切碎、捣烂，取汁液。有发汗解表、温中健胃、助消化的功效。既可用于风寒感冒，又可用于胃寒呕吐及腹痛、腹泻之症。

葱姜汁

由葱白和生姜捣碎取汁，也可将葱白和生姜切片，浸泡于75%乙醇中使用，能加强温热散寒作用，常用于冬春季及小儿虚寒症。

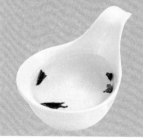

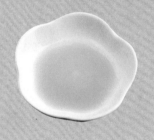

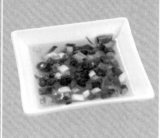

粉剂

滑石粉

滑石粉即医用滑石粉，有润滑皮肤的作用，多用于小儿推拿、按摩，一般在夏季常用。

爽身粉

有润滑皮肤、吸水的作用，可代替滑石粉。

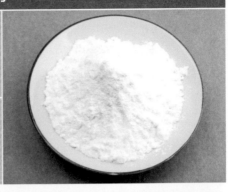

油剂

红花油

由水杨酸甲酯、红花、薄荷脑配制而成，有消肿止痛的作用，用于急性或慢性软组织损伤。

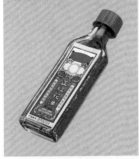

香油

运用擦法时涂上少许香油，加强手法透热效果，常用于刮痧疗法。

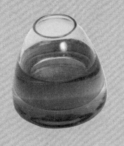

传导油

由玉树油、甘油、酒精、松节油、蒸馏水等配制而成。用时摇匀，有消肿止痛，祛风散寒的作用，适用于软组织慢性劳损和痹症。

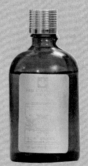

酒剂

白酒

有活血祛风，散寒除湿，通经活络的作用，对发热患者还有降温作用，一般用于急性扭挫伤，适用于成人推拿。

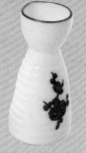

外用药酒

将归尾 30 克，乳香 20 克，没药 20 克，马钱子 20 克，广木香 10 克，生地 10 克，桂枝 30 克，川草乌 20 克，冰片 1 克浸泡于 1.5 千克高浓度白酒中，2 周后即可使用。此药酒有行气活血、化瘀通络的功效，适用于各种慢性软组织损伤，骨和软骨退行性病症。

不可不知的按摩宜忌

当身体处于某些特殊状态时，切勿进行按摩，以免对人体造成伤害。
以下几种情况不宜进行按摩：

❶ 各种急性传染病患者不能按摩，以防疾病传染和延误治疗。

❷ 急性炎症（如丹毒、疖疮、脓肿、骨髓炎、蜂窝织炎、白喉等）和各种化脓性感染及结核性关节炎患者不能按摩，以免炎症扩散、蔓延。

❸ 大面积皮肤病和各种皮肤溃疡、烧伤、烫伤的患者不能按摩，以免创面感染。但如果患者只是某些部位有一般皮肤病而且没有传染性，则可选择完好无损的皮肤进行按摩。

❹ 各种容易引起出血性疾病（如血小板减少性紫癜、白血病等）的患者不能按摩，以免引起或加重出血。

❺ 各种肿瘤（原发性或继发性恶性肿瘤）患者不能按摩。

❻ 急性风湿性脊椎炎患者，不能按摩；危重患者、恶性贫血患者，也不能按摩。

❼ 骨关节、骨质疾病或急性软组织损伤导致的局部组织肿胀者，如关节肿痛、关节脱位、骨折患者，不能按摩。但是关节复位后留有后遗症者可以按摩。

❽ 各种急症患者（如急性阑尾炎、胃肠道急性穿孔等）不能按摩，应及时就医。

❾ 妇女月经期、妊娠期，不宜对腹部进行按摩，以免增加经血量或引起流产、早产。

❿ 有严重心、肝、脾、肺、肾功能不全的患者，不可进行按摩。

⓫ 年老体弱者、久病极度消瘦者、过度饥饿者或饭前、饭后半小时应慎用按摩。

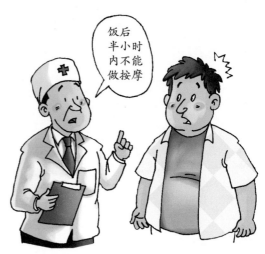

饭后半小时内不能做按摩

不可忽视的按摩细节

进行按摩操作时，对按摩环境、按摩者本身都有一些要求，充分了解这些要求并在按摩过程中予以重视，可以取得良好的按摩效果。成人和儿童的身体状况存在差异，应区别对待。

成人按摩注意事项

❶ 自我按摩时须注意保暖。按摩时室内空气要保持流通，室温要适宜，但不可开窗或使用风扇。冬天须手掌搓暖后再按摩，以免因手冷接触皮肤引起肌肉紧张，影响疗效。

❷ 按摩前要选择合适的体位，卧着的地方要尽量用柔软的东西垫好，同时要充分暴露按摩部位。

❸ 按摩前要修剪指甲，最好把指甲修整圆滑，以指甲与指腹顶端相齐为宜，并用热水洗手，保持手部清洁。同时，预先摘掉有碍操作的物品（如手表、戒指等）。

❹ 注意保护皮肤。按摩的部位要覆盖治疗巾，或选择使用润滑剂（如擦按摩乳、按摩膏等），切不可用手干搓造成皮肤损伤。

❺ 在做腹部、肾区按摩之前要排空小便。按摩腰、腹部时要先松解腰带。

❻ 按摩过程中，要随时调整手法力度，做到均匀、柔和、持久、力量适中。

小儿按摩注意事项

❶ 9周岁以内 3 周岁以上的儿童为按摩的适用对象。

❷ 按摩前应根据患儿的病情、所取的穴位以及按摩操作者运用手法的需要，选取合适的体位。一般 3 岁以下儿童可由他人抱着按摩，3 岁以上儿童可单独采取坐位、仰卧位、俯卧位或侧卧位等进行按摩。

❸ 选择在一个温暖舒适、避风、避强光、噪声小的环境内给儿童做按摩，室温最好是在 25℃ 左右，用一些轻柔的音乐做背景，以营造轻松的氛围。

❹ 儿童皮肤娇嫩，可使用按摩油或爽身粉等介质，以减少按摩时的摩擦力。同时，按摩力度要适中，以免抓破儿童皮肤。

❺ 儿童按摩的操作顺序为先头面，次上肢，再胸腹腰背，最后是下肢；也可先重点，后一般；或先主穴，后配穴。"拿、掐、捏、捣"等强刺激手法，除急救以外，一般放在最后操作，以免小儿哭闹不安，影响治疗。

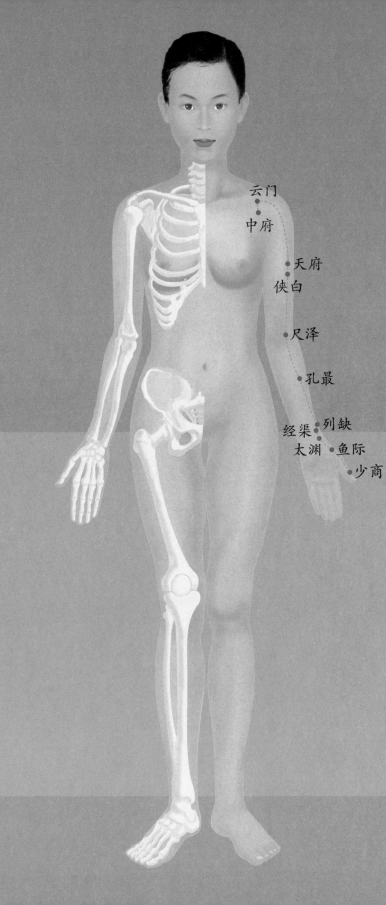

云门
中府
天府
侠白
尺泽
孔最
经渠　列缺
太渊　鱼际
少商

手太阴肺经

主治：咳嗽、气喘、支气管炎等肺部疾病

经脉走向：手太阴肺经起于中焦，向下联络大肠，回绕过来沿着胃的上口，通过横膈，属肺，从"肺系"（肺与喉咙相联系的部位）横行而出，向下沿上臂内侧，行于手少阴经和手厥阴经之前，下行至肘窝中，沿前臂内侧前缘，入寸口，经鱼际，再沿鱼际边缘出拇指中侧端。手腕后方的支脉从列缺处分出，一直走向食指内侧端，与手阳明大肠经相接。

主治病症：本经腧穴主要调治胸、肺、咽喉及经脉循行部位的其他病症，如感冒、咳嗽、气喘、咳血、伤风、胸部胀满、咽喉肿痛，缺盆部及手臂内侧前缘痛、肩背部寒冷或疼痛等。

按摩时间：最佳时间是凌晨 3~5 点，次选时间是上午 9~11 点。

按摩方法：平常看电视、等车的空闲时间可以用手掌拍拍肺经循行的位置。拍打时力度要轻，每次 1~3 分钟即可。

中府 止咳平喘，去肺热

"中"，指中焦；"府"，处所。肺经起于中焦，中府是中焦脾胃之气聚汇肺经之处。

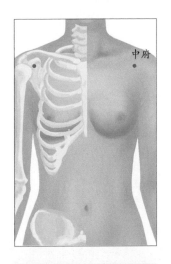

中府

精确定位
在胸部，横平第1肋间隙，锁骨下窝外侧，前正中线旁开6寸。

简易取穴
正立，双手叉腰，锁骨外侧端下方有一凹陷处，该处再向下一横指处即是中府穴。

● **主治病症**

有调理肺气、治疗咳喘的功效，用来检测肺是否出现疾病。可以调治咳嗽、气喘、胸闷、胸痛、肩背痛、支气管炎、支气管哮喘、肺气肿、肺炎等病症。

● **同效不同穴**

按揉列缺穴也可宣肺降气、止咳平喘。

● **特效按摩**

用拇指或食指指腹按摩中府穴，两手交替反复操作，按揉力度适中，以舒适为度，每次按揉1~3分钟，以有酸痛感为度。这能有效防治咳喘。

小偏方

治咳喘

豆浆饮。将干黄豆清洗干净、充分浸泡，放入多功能豆浆机中，直接打出豆浆，然后加入白糖调味即可饮用，有润肺止咳的功效。

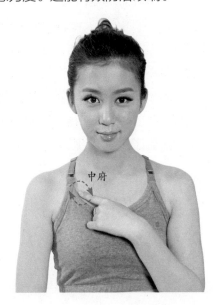

中府

家庭按摩取穴定位速查一本就够

云门 胸痛、肩痛的克星

"云"，云雾，指脉气。"门"，门户。此穴为手太阴肺经脉气所发，肺气如云，是肺气出入之门户，故名"云门"。

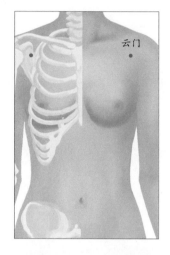

云门

精确定位
在胸部，锁骨下窝凹陷中，肩胛骨喙突内缘，前正中线旁开6寸。

简易取穴
当双手叉腰时，在锁骨外端下缘出现一个三角形的凹陷处，即云门穴。

● 主治病症
理气止痛。主治咳嗽、气喘、胸痛、肩痛、肩关节内侧痛等。

● 同效不同穴
按压足三里、阳陵泉也可调治肩膀疼痛。

● 特效按摩
用大拇指或食指按摩云门穴10分钟左右，力度以穴位处有酸麻胀感为宜，能调治胸痛和肩痛。

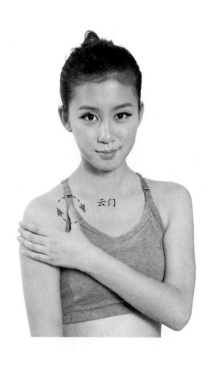

云门

小偏方
治肩痛
热敷姜葱泥。取老生姜、葱头各250~400克，捣烂如泥，用小火炒热后加高度白酒再炒片刻。睡前趁热敷在疼痛处，再用毛巾或布条包紧。第二天早上取下，到晚上再炒热继续敷。

尺泽 清肺泄热首选

"尺"，指尺部（腕至肘之前臂）；"泽"，沼泽。穴在尺部肘窝中，脉气流注入此，如水注沼泽。

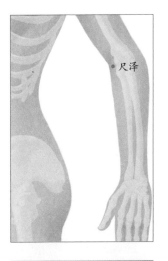

精确定位
在肘部，肘横纹上，肱二头肌腱桡侧缘凹陷中。

简易取穴
屈肘时，触及肌腱，其外侧缘即是尺泽穴。

● 主治病症

咳嗽、咳血、咽喉肿痛、肘臂痉挛疼痛、膝关节疼痛、气管炎、过敏性疾病、湿疹等。

● 同效不同穴

按摩肺俞、中府穴也可清除肺热，调治肺系疾病。

● 特效按摩

将拇指弯曲，以指腹按压，每次左右手各按压1~3分钟，对肺部有保健作用。

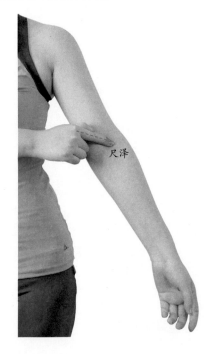

尺泽

小偏方

治气管炎

搽风油精。气管炎咳嗽不止时，可用风油精外搽前脖颈和颈部两边，能有效止咳。

孔最 一按止咳血

"孔"，孔隙；"最"，多。该穴是手太阴肺经气血深聚之处，是理血通窍最常用的穴位。

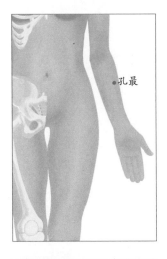

●孔最

精确定位
在前臂掌面桡侧，尺泽与太渊连线上，腕横纹上7寸处。

简易取穴
伸臂仰掌取穴，从尺泽穴至腕横纹外侧端脉搏搏动处连线的中点向上约一横指处。

小偏方

治咳嗽

　　杏仁止咳茶。将黑芝麻、杏仁、甘草、冰糖各适量一起放入碗中，倒入适量沸水，浸泡10分钟左右即可饮用。可润肺，止咳，化痰。

● 主治病症
　　清热止血，润肺理气。主治咳嗽、咳血、咽喉肿痛、肘臂痛、气管炎、痔疮。

● 同效不同穴
　　按摩鱼际穴也可治咳血。

● 特效按摩
　　端坐位，一手臂伸臂仰掌，用另一手拇指或中指指腹点揉孔最穴，以有酸痛感但能忍受为度，可按揉至透热或者局部皮肤微红。

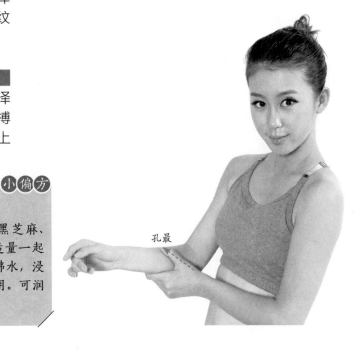

孔最

列缺 止咳平喘要穴

"列"，指陈列、裂开；"缺"，指缺口、空隙。古称闪电为列缺。穴在腕上之裂隙与衣袖之边缘处，所经之气常如闪电。

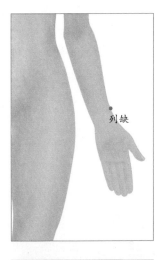

列缺

精确定位
腕掌侧远端横纹上1.5寸，拇短伸肌腱与拇长展肌腱之间。

简易取穴
两手虎口相交，一手食指压在另一手桡骨茎突上，食指指尖到达处即是列缺穴。

● 主治病症
咳嗽气喘，偏、正头痛，咽喉痛，落枕。

● 同效不同穴
按摩中府、云门穴也可止咳平喘。

● 特效按摩
用拇指指尖掐按列缺穴3~5分钟，以有酸、胀感为度，每天5~10次。

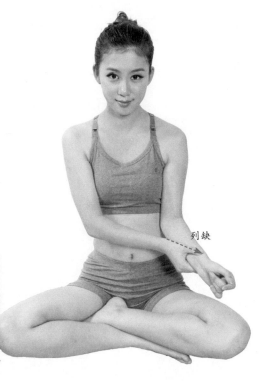

列缺

小偏方

治哮喘
白萝卜汁。取白萝卜500克洗净，连皮切碎，用干净纱布将其汁液挤出来服用，每天一次，连服5~7天，可以辅助调治哮喘。

经渠 远离咳嗽困扰

"经"，经过；"渠"，沟渠。经脉通过的渠道即为"经渠"。

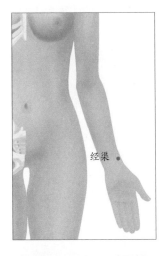

经渠

精确定位
在前臂内侧面，腕掌侧远端横纹上1寸，桡骨茎突与桡动脉之间。

简易取穴
食指到无名指的三指并拢，无名指置于腕横纹下，中指指腹按压在动脉搏动处，中指指尖所在的凹陷处即是经渠穴。

● **主治病症**

主治咳嗽、气喘、咽喉肿痛、牙痛。

● **同效不同穴**

按揉列缺、肺俞穴也可调治咳嗽。

● **特效按摩**

用拇指或食指指腹按揉经渠穴，每次4~5分钟，可以缓解咳嗽。

治咳嗽

芫荽生姜汤。取芫荽、生姜各10克，将芫荽洗净切碎，生姜洗净切成片；将生姜放入锅中，加入清水1碗，在火上煮沸2分钟，再加入芫荽煮片刻即可，可加少许盐调味，每日早晚喝1小碗。

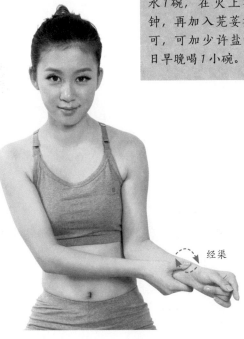

经渠

太渊 调理心肺疾病

"太"，高大与尊贵的意思；"渊"，深水、深潭。太渊，口中津液名，意思是经气深如潭水。

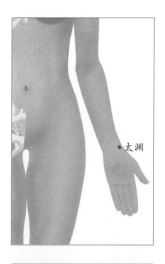

● **主治病症**

主治肺炎、心动过速、神经性皮炎。

● **同效不同穴**

按揉肺俞也可调治肺炎。

● **特效按摩**

用拇指指腹轻柔地掐按太渊穴1~3分钟，以有酸胀感为度，可治疗肺炎。

精确定位
掌后腕横纹桡侧，桡动脉的桡侧凹陷中。

简易取穴
掌后腕横纹大拇指一侧，动脉的桡侧（靠拇指的一侧）凹陷处即是太渊穴。

小偏方

治肺炎

将梨和萝卜去皮，切成小块；生姜、橘子皮洗干净，共同放到榨汁机榨汁。在加工好的榨汁中兑入两小碗清水，加适量冰糖，放在锅里烧开即可服用。每次喝小半碗。

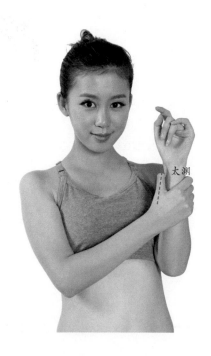

鱼际

治失音，按鱼际

"鱼"，指拇掌肌肉的形状；"际"，边际。手掌拇指侧肌肉肥厚，其形似鱼，穴位位于它的边际。

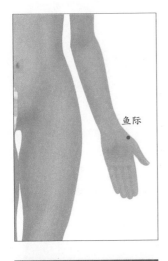

精确定位
手外侧，约第一掌骨中点桡侧，赤白肉际处。

简易取穴
以一手手掌轻握另一手手背，弯曲拇指，在拇指根部后内侧，第1掌骨中点赤白肉际，按之酸痛明显处就是鱼际穴。

小偏方
治声音嘶哑、失音

　　冰糖炖梨。取梨2个，冰糖50克，将梨清洗干净，切成块，与冰糖一起放入锅内加水煮烂，分早晚2次服用。

● 主治病症
　　主治失音、咳嗽、咳血、发热、咽喉肿痛、腹泻、心悸、哮喘。

● 同效不同穴
　　按摩尺泽、合谷、曲池也可调治失音。

● 特效按摩
　　以一手食指指腹垂直按揉另一手的鱼际穴，以感觉酸痛明显而能够耐受为度，左右交替各按压2分钟，早晚各一次。

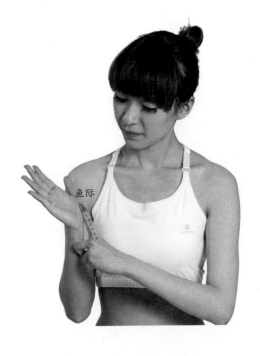

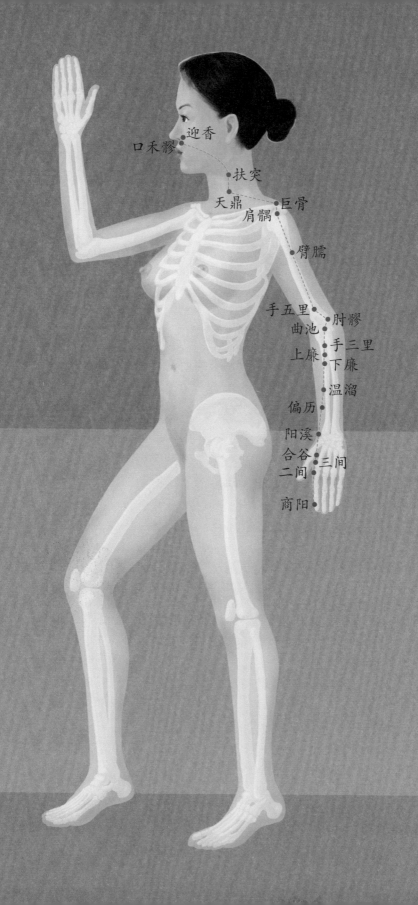

口禾髎
迎香
扶突
天鼎　　巨骨
肩髃
臂臑
手五里　　肘髎
曲池
上廉　　手三里
下廉
温溜
偏历
阳溪
合谷　　三间
二间
商阳

手阳明大肠经

主治：腹痛、泄泻、便秘等肠部疾病

经脉走向： 手阳明大肠经从食指末端起，沿食指桡侧缘向上，经第一、二掌骨间、进入拇长伸肌腱和拇短伸肌腱之间，沿前臂桡侧，进入肘外侧，经上臂外侧前边，上肩，从肩峰部前边向上交会颈部，转向下，经过锁骨上窝，穿过肺，通过横膈膜，到达大肠。

主治病症： 本经腧穴主治本经循行部位疼痛、发热肿痛或寒冷麻木等症，如腹痛、肠鸣、泄泻、便秘、咽喉肿痛、牙痛、面瘫、耳鸣、上肢麻木等。

按摩时间： 最佳时间是上午 5~7 点，次选时间是上午 7~9 点。

按摩方法： 拍打刺激大肠经通便是保养大肠的最佳方法，沿大肠经的循行路线拍打，每天拍 1 次，每次 10 分钟左右，双手交替进行。

商阳 调节肠胃，缓解胸闷

"商"，五音之一，属金；"阳"，阳气。此穴是手阳明大肠经起始穴，大肠属金，是六腑之一，为阳经。

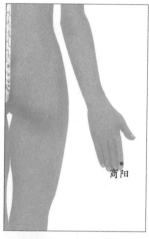

精确定位
在食指末节桡侧，指甲根角旁开0.1寸。

简易取穴
食指末节指甲根角，靠拇指侧的位置。

小偏方

治胸闷

双仁糊。核桃仁、桃仁各250克，红糖1000克。先将前两味加少量水煎软，然后捣烂，再与红糖混合调匀成糊状。每天服50克，每天3次，温开水送服。

● 主治病症

主治胸闷、咽喉肿痛、昏厥、呕吐、便秘、扁桃体炎。

● 同效不同穴

按揉外关、膻中也可调治胸闷。

● 特效按摩

用拇指、食指点掐商阳穴3~5分钟，用发夹等尖锐物品刺激效果更好。

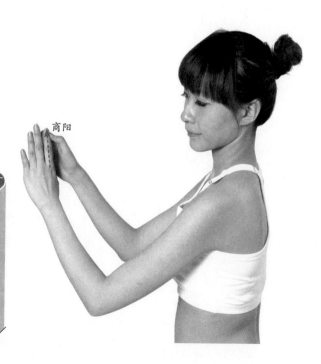

合谷 调治鼻炎效果佳

"合"，合拢；"谷"，山谷，指低陷如山谷处。此穴位于第 1、2 掌骨间，喻二骨相合，其凹陷处犹如山谷，所以称为"合谷"。

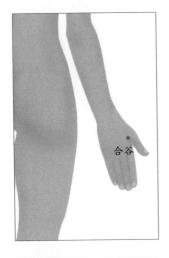

精确定位
在手背，第 1、2 掌骨之间，约平第 2 掌骨中点处。

简易取穴
拇指、食指之间，约平第 2 掌骨中点处即是合谷穴。

小偏方

治鼻炎
按压合谷穴。用手按压合谷穴手臂容易感到疲劳，可以用铅笔代替手指按压。

● 主治病症

主治鼻炎、头痛、齿痛、咽喉肿痛、耳聋、中风、腹痛、痢疾、便秘、闭经、神经痛、肠胃不适等。

● 同效不同穴

按揉迎香、上星穴，也可治鼻炎。

● 特效按摩

用左手的大拇指或食指上下揉动右手的合谷穴 200 下，再用右手的大拇指或食指上下揉动左手的合谷穴 200 下。

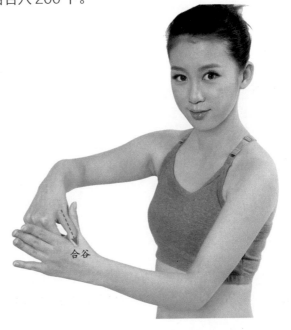

阳溪 头痛耳鸣全治服

"阳"，指阳经；"溪"，山洼流水之沟。指本穴在手背之阳的两筋凹陷明显处。

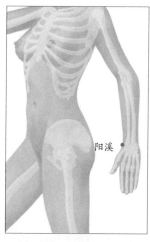

● 主治病症

清热散风，通利关节。主治头痛、耳鸣、耳聋、牙痛、目赤肿痛。

● 同效不同穴

推揉太阳穴、按压养老穴也可治头痛。

● 特效按摩

用拇指指腹按压阳溪穴1分钟以上，可以迅速缓解头痛。

精确定位

在腕背横纹桡侧，手拇指上翘时，拇短伸肌腱与拇长伸肌腱之间的凹陷中。

简易取穴

拇指翘起，拇指根与背腕之间的凹陷即是阳溪穴。

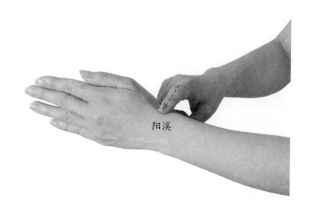

阳溪

小偏方

治头痛

冰敷。往塑料袋中加入几块冰块，并用橡皮筋将口系上，用毛巾裹起，敷在头痛处，可使扩张的血管收缩，同时也会让身体变得轻松。

偏历 治疗水肿有奇效

"偏"与"正"相对，偏离的意思；"历"经历。"偏历"指本穴的气血物质偏离大肠经，大肠经经气由本穴别走肺经。

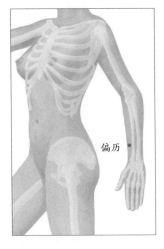

精确定位
在前臂，腕背侧远端横纹上 3 寸。

简易取穴
两手虎口垂直交叉，中指端落于前臂背面有一凹陷处即是偏历穴。

● 主治病症
清热开窍，消肿止痛。主治水肿、目赤、耳聋、耳鸣、鼻衄、咽喉痛、手臂酸痛、口眼㖞斜等。

● 同效不同穴
按压阴陵泉，也可治水肿。

● 特效按摩
经常用拇指指腹揉按偏历穴数次，每次 1~3 分钟，可以改善面部水肿、眼睛肿痛等问题。

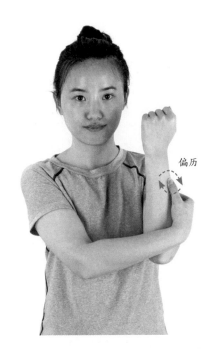

小偏方

治水肿

泡澡去水肿。泡澡泡脚可以促进全身的血液循环，对消除水肿有很好的功效。

温溜 快速止鼻血

"温"，温暖；"溜"，流通。本穴有温通经脉之功，善治肘臂疼痛。

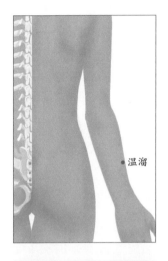

温溜

精确定位

在前臂，腕横纹上5寸，阳溪与曲池连线上。

简易取穴

拇指向上翘起，拇指背侧腕横纹处，两条肌腱之间的凹陷处向上量5寸即是温溜穴。

● 主治病症

主治鼻出血、寒热头痛、目赤面肿、肩背疼痛。

● 同效不同穴

按揉合谷、迎香穴也可止鼻血。

● 特效按摩

一手握住对侧的手臂，用拇指指腹按压温溜穴1~3分钟，以有酸痛感为度，可以快速止鼻血。

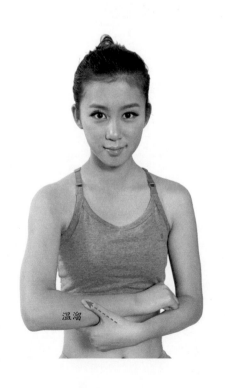

温溜

小偏方

止鼻血

冷敷。鼻子刚出血时，或出血之后在患者的额部和颈部进行冷敷，可快速止血。用于冷敷的毛巾要每2分钟浸冷水1次。

家庭按摩取穴定位速查一本就够

32

手三里 治腹痛，强免疫

"手"，上肢；"三"，数词；"里"，古代有以里为寸之说。穴在上肢，因距手臂肘端三寸，故名手三里。

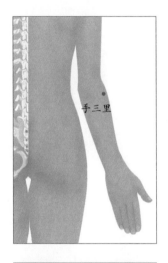

手三里

精确定位
在前臂，肘横纹下2寸，阳溪与曲池连线上。

简易取穴
胳膊弯曲90度，掌心向下，肘尖和肘关节内侧的横纹中点往下量2寸即是手三里穴。

小偏方

治腹痛
生姜红糖水。取生姜3片，红糖50克，放水中煮汁服用，可缓解寒凉引起的腹痛。

● 主治病症
主治腹痛、腹泻、肩周炎、上肢不遂、牙痛。

● 同效不同穴
按揉上巨虚、天枢穴也可治腹痛。

● 特效按摩
腹痛时，用一手的大拇指指腹从里向外按手三里穴，以有酸胀或胀痛的感觉为度。

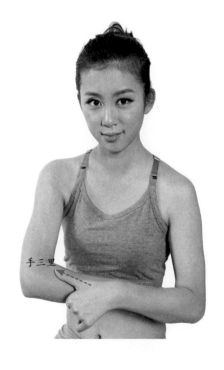

手三里

曲池 发热特效穴

"曲",弯曲;"池",水的围合之处、汇合之所。穴在肘臂屈曲时肘横纹端凹陷处,经气至此,如同水之入池。

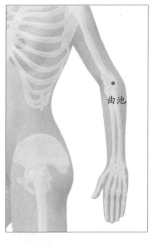

曲池

精确定位

在肘部,尺泽与肱骨外上髁连线的中点处。

简易取穴

屈肘成直角,先找到肘横纹终点,再找到肱骨外上髁,两者连线中点处即是曲池穴。

● 主治病症

主治感冒、外感发热、咳嗽、气喘、腹痛、手臂肿痛、皮肤瘙痒、半身不遂、痤疮、湿疹。

● 同效不同穴

按揉大椎、风池穴也可治发热。

● 特效按摩

拇指弯曲,用指尖掐按曲池穴1~3分钟,以有酸痛感为度,能迅速解表、退热。

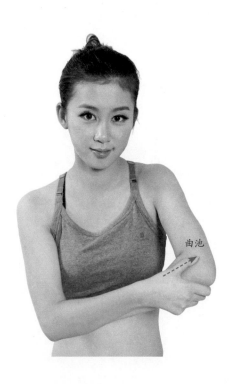

曲池

小偏方

治发热

牛蒡茶。取牛蒡30克洗净,然后研磨成泥状,用洁净的纱布滤出汁液,加入一些糖块或蜂蜜调味制成牛蒡茶饮用。

肩髃 肩部保健必选穴位

"肩"，肩部；"髃"，隅角。穴在肩角部。

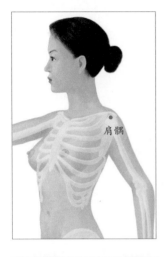

肩髃

精确定位
在肩峰前下方，当肩峰与肱骨大结节之间的凹陷处。

简易取穴
正坐，屈肘抬臂与肩同高，另一手中指按压肩尖下，肩前呈现凹陷处即是肩髃穴。

小偏方

治肩膀酸痛

健身槌敲击穴位。可用健身槌敲击肩髃穴，采用轻重适中的力度，敲击至穴位处皮肤发红、有热感为止。

主治病症
主治肩周炎、上肢不遂、腹痛、腹泻、牙痛。

同效不同穴
按揉肩井穴也可防治肩臂疾病。

特效按摩
将右手搭在左肩上，四指尽量展开，抓牢肩部，掌心紧贴肌肉，用大拇指旋转按摩，其余四指抓捏肩部，之后用左手采取同样的方法按摩右肩，3~5分钟。

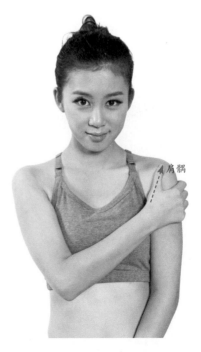

肩髃

扶突 专治口咽部疾病

"扶"，旁边；"突"，隆起，指喉结。穴在喉结旁。

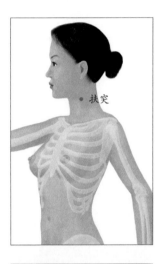

扶突

● 主治病症

主治咽喉肿痛、咳嗽、气喘、呃逆。

● 同效不同穴

按揉天突、人迎穴，也可调治咽炎、咽痛。

● 特效按摩

用食指指腹或指节向下按压并揉动扶突穴，可以调治咽喉肿痛、咽炎。

精确定位

本穴位于颈外侧部、喉结旁开3寸处，在胸锁乳突肌的胸骨头与锁骨头之间。

简易取穴

头稍偏，当胸锁乳突肌前、后缘中间处即是扶突穴。

 小偏方

治咽炎

金银花茶。取金银花10克泡茶，早晚服用。

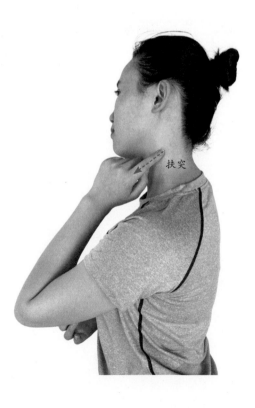

扶突

迎香 缓解鼻咽不适

"迎"，迎接；"香"，香气、气息。此穴位于鼻翼边缘，当鼻塞闻不见气味时，可用此穴调治，故名"迎香"。

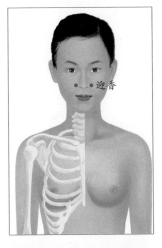

精确定位
本穴位于鼻翼外缘中点旁开0.5寸处。

简易取穴
双手轻握拳，食指与中指并拢，中指指尖贴鼻翼两侧，食指指尖处即是迎香穴。

● 主治病症

主治鼻炎、鼻塞、鼻出血、嗅觉失灵、口眼㖞斜、面浮肿等病症。按摩此穴还可以消除眼袋、黑眼圈、嘴角八字纹，有良好的美容效果。

● 同效不同穴

按揉合谷穴，也可调治鼻塞、鼻炎。

● 特效按摩

用两只手的食指指腹按住迎香穴，由内而外转36圈。对于伤风引起的鼻塞、流涕，或过敏性鼻炎，按摩迎香至发热，即刻见效。

小偏方

治鼻塞
玉米须烟。取适量玉米须晒干，点燃，用鼻吸烟，可治鼻塞。

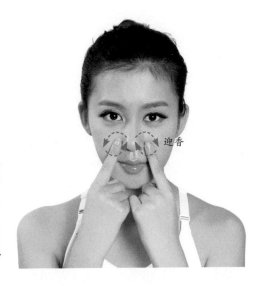

PART 2 手阳明大肠经

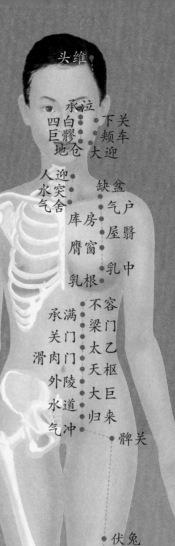

头维

承泣
白 下关
四 髎 颊车
巨 大迎
地仓

人迎 缺盆
水突 气户
气舍 气 翳
库 房 屋 中
膺 窗 乳
乳根

不容 门
梁 乙
承满 门 太 枢
关门 肉 天 巨
滑 门 大
外陵 归来
水道
气冲 髀关

伏兔
阴市 梁丘
犊鼻
足三里
上巨虚
条口 丰隆
下巨虚

解溪 冲阳
陷谷 内庭
厉兑

足阳明胃经

主治：腹胀、胸部疼痛、水肿等胃部疾病

经脉走向： 足阳明胃经起于鼻翼两侧，上行到鼻根部，与旁侧足太阳经交会，向下沿着鼻的外侧，进入上齿龈内，回出环绕口唇，向下交会于颏唇沟承浆处，再向后过耳前，沿着发际，到达前额。

主治病症： 本经腧穴主要调治肠胃等消化系统、神经系统、呼吸系统、循环系统某些病症和咽喉、头面、口、牙、鼻等器官病症，如腹胀、水肿、咽喉肿痛、鼻出血、胸部疼痛、下肢疼痛等。

按摩时间： 最佳时间是上午 7~9 点。

按摩方法： 按摩胃经，可采取拍打刺激的方式疏理经络气血，脸上重点穴位可用食指或中指揉按 1 分钟，掌握拍打力度，腿部可适当加重，每天 3 次，每次 5~10 分钟即可。

承泣 根除"熊猫眼"

"承",承受;"泣",流泪,泪水。本穴在瞳孔下7分处,哭泣时流下的泪水会经过此处,故名"承泣"。

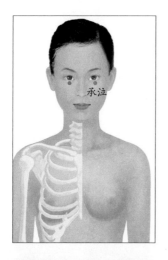

精确定位
在面部,眼球与眶下缘之间,瞳孔直下。

简易取穴
食指与中指伸直并拢,中指贴在鼻侧,食指指尖位于下眼眶边缘处即是承泣穴。

小偏方
治黑眼圈

湿敷土豆泥。将土豆100克捣成泥,轻敷在眼部周围,10~15分钟后取下,用清水洗净,坚持每2天做1次,可有效去除黑眼圈。

主治病症

此穴是改善视力、消除眼睛疲劳、预防和调治近视的重要穴位。主治白内障、目赤肿痛、视物模糊、口眼㖞斜等。

同效不同穴

按揉睛明、太阳穴,也可改善黑眼圈。

特效按摩

用食指指腹按揉承泣穴1~3分钟,能够促进眼部血液循环,防治黑眼圈。

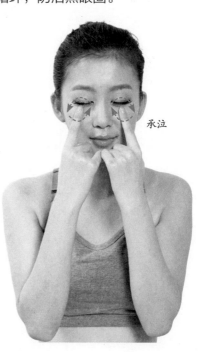

承泣

四白 改善视物模糊

"四",四方;"白",明亮。穴在目下,能治眼部及眼眶四周疾患,具有增强视力的作用,故称"四白"。

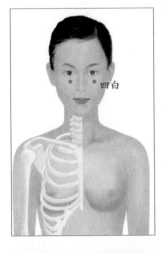

精确定位
在面部,平视时,瞳孔直下,颧骨上方凹陷中即是四白穴。

简易取穴
承泣穴垂直向下摸,在面部颧骨上有一凹陷处,就是四白穴。

● 主治病症

祛风明目,通经活络。主治目赤痛痒、目翳、夜盲、青光眼、口眼㖞斜、面肌痉挛、面痛、三叉神经痛、鼻炎等症。

● 同效不同穴

点按睛明、攒竹穴,可以明目,改善视物模糊。

● 特效按摩

用食指指腹轻轻按揉四白穴1~3分钟,可改善视物模糊状况。

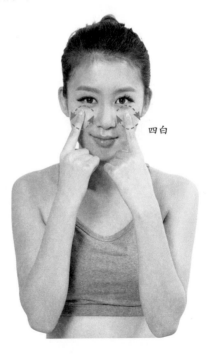

四白

小偏方

治视物模糊

决明子茶。取决明子10克泡茶饮用,有明目的功效。

PART 3 足阳明胃经

41

巨髎 面部神经麻痹的克星

"巨"，巨大；"髎"，骨节孔隙处。此穴在鼻旁颧骨下缘，穴位处凹陷甚深甚大，故名"巨髎"。

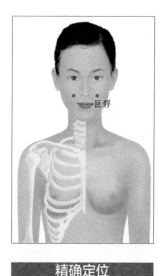

巨髎

精确定位

在面部，瞳孔直下，横平鼻翼下缘，颧弓下缘凹陷处。

简易取穴

直视前方，沿瞳孔直下垂直线向下，与鼻翼下缘水平线交点凹陷处就是巨髎穴。

● 主治病症

主治口眼㖞斜、鼻衄、牙痛、面痛、面神经麻痹。

● 同效不同穴

按揉风池、颊车穴，也可改善面部神经麻痹。

● 特效按摩

用食指或中指指腹按压穴位，做环状运动，可缓解面部神经麻痹。

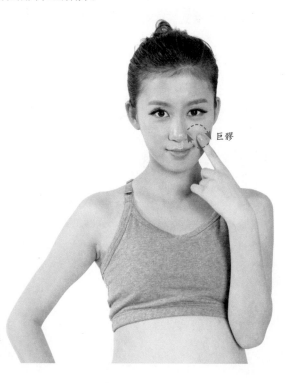

巨髎

小偏方

治面部神经麻痹

大枣粳米粥。大枣30克，粳米100克，冰糖适量，煮至熟烂成粥。此方补气养血，适用于气虚弱之口眼㖞斜，面部神经麻痹者。

地仓 止牙痛要穴

"地"，指土地所产之谷物；"仓"，仓廪，仓库。意为口腔犹如谷物仓库的组成部分。

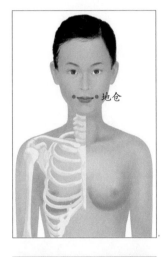

地仓

精确定位

在面部，当口角旁开0.4寸处。

简易取穴

地仓穴在唇角外侧两旁，平视时瞳孔的直下方。

● 主治病症

祛风止痛，通经活络。主治牙痛、目翳、夜盲、青光眼、口眼㖞斜等。

● 同效不同穴

按揉合谷、颊车穴也可止牙痛。

● 特效按摩

用食指或中指指腹垂直按压地仓穴1~3分钟，以有酸胀感为度。

地仓

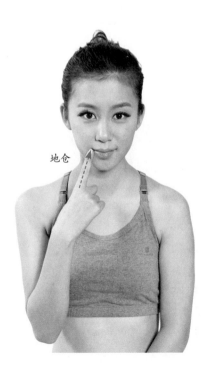

小偏方

止牙痛

茶叶醋汁。将茶叶3克放入水壶中，加入清水适量，放于火上煮至水沸，然后静置5分钟左右去渣取汁，加入陈醋1杯，每天饮用2次，适用于牙痛患者。

颊车 轻轻一揉治牙痛

"颊",指穴所在部位为面颊;"车",运载工具。本穴主要是运送胃部的五谷精微气血循经上头,如同车载一般,故名"颊车"。

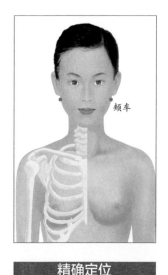

颊车

精确定位

本穴位于面部,下颌角前上方一横指凹陷中,当上下齿咬紧时,咬肌隆起的最高点。

简易取穴

上下牙关咬紧时,咬肌隆起,按之凹陷处即为颊车穴。

● 主治病症

主治口眼㖞斜、牙痛、牙关紧闭、面肿、腮腺炎、颈部痉挛、失音、中风、三叉神经痛。

● 同效不同穴

按揉合谷、下关穴,也可缓解牙痛。

● 特效按摩

用食指或中指指腹按揉颊车穴2分钟,以有酸胀感为度,可有效缓解牙痛症状。

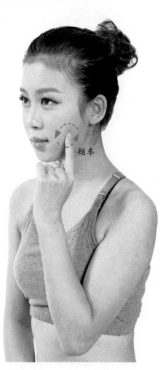

颊车

小偏方

治牙痛

叩齿法。清晨起床后,闭口,上下齿叩击300下,同时将唾液分3次咽下;每次小便前叩齿36下。

家庭按摩取穴定位速查一本就够

44

下关 治疗耳鸣有奇效

"下"，与上相对；"关"，机关、关节。穴在下颌关节颧弓下方，与上关互相对峙。

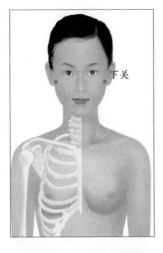

精确定位
在面部，颧弓下缘中央与下颌切迹之间的凹陷处。

简易取穴
闭口，食指和中指并拢，食指贴在耳垂旁，中指指腹处即是下关穴。

小偏方
治耳鸣

贴米粒。在耳屏前用医用胶布或橡皮膏贴一粒大米，经常按压，可有效改善耳鸣症状。

● 主治病症

消肿止痛，聪耳通络。主治耳鸣、牙痛、口眼㖞斜、面痛。

● 同效不同穴

按揉听宫、风池穴也可治耳鸣。

● 特效按摩

用双手中指或食指指腹，放在同侧面部下关穴，适当用力按揉 1~3 分钟，以有酸麻感为度。

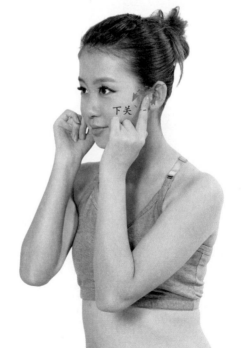

头维 主治头痛

"维"，指四角，又指维络，足阳明脉气行于人体胸腹头面，维络于前，故有"二阳为维"之称。本穴在头部额角入发际处，故名"头维"。

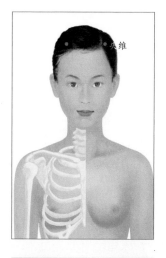

● 主治病症

清利头目，止痛镇痉。头痛、三叉神经痛、目眩、眼痛、视物不清、眼睛疲劳、视力减退、口眼㖞斜、面肿。

● 同效不同穴

按揉太阳、养老穴也可治头痛。

● 特效按摩

用双手拇指指腹强压头维穴，每秒按1次，重复10~15次，以有酸胀感为宜，可以治疗面肌痉挛、头部疼痛等疾病。

精确定位
本穴位于额角发际直上0.5寸，神庭穴旁4.5寸，咬牙时有一块肌肉凸起处。

简易取穴
在头部，额角发际直上半横指，头正中线旁开6横指。

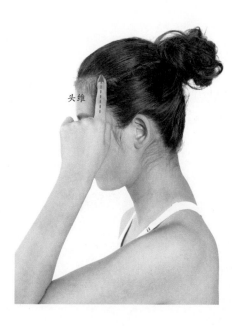

小偏方

治头痛

五仁茶。花生仁、核桃仁、松子仁、栗子仁、薏苡仁各适量。将准备好的材料磨成粉，然后取适量用开水冲泡，代茶饮用即可。可促进脑细胞血液循环，改善头痛。

人迎 主治慢性咽炎

"人"，胸腹部；"迎"，迎受。本穴位于人体颈部总动脉的搏动处，古人称此处为"人迎脉"，穴在此处故名"人迎"。

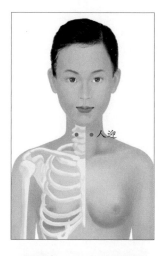
· 人迎

主治病症

主治咽痒、咽喉肿痛、气喘、咳嗽、头痛、头晕、面赤、气闷胸满等。对一些慢性疾病如关节炎、慢性胃炎、高血压等也有较好疗效。

同效不同穴

按揉天突、照海穴也可治慢性咽炎。

特效按摩

用食指与拇指同时按揉两侧人迎穴2~3分钟，手法要轻柔，以有酸胀感为度。

小偏方

治咽炎

胖大海茶。将胖大海3枚洗净，放入锅内加水适量煎汁，代茶饮用，以2~3天为宜，连续服用不应超过7天。

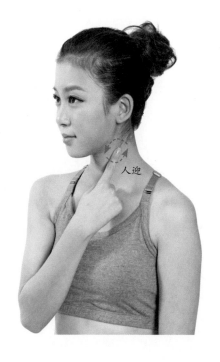
人迎

乳中 产后缺乳就按它

"乳"，指乳房；"中"，正中。本穴位于乳头正中，故名"乳中"。

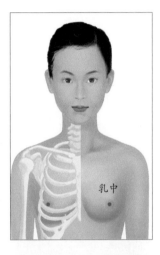

精确定位
位于胸部，乳头中央。

简易取穴
将食指指腹放在胸部乳头中央，食指指腹处即是乳中穴。

● **主治病症**

主治乳汁分泌不足，能调整月经，能丰胸，使乳房坚挺，还可改善性冷淡等。

● **同效不同穴**

按揉膻中、乳根穴，也治产后缺乳。

● **特效按摩**

每天用食指按揉乳中，每次 1~3 分钟，可治产后缺乳。

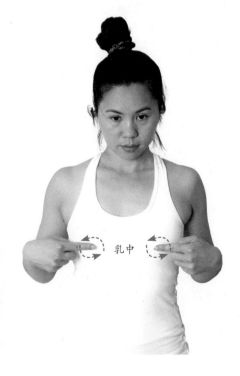

乳中

小偏方
治产后缺乳
豆浆冲花生。生花生米 15 克，豆浆 1 碗，将生花生米去皮，捣烂，用煮沸的豆浆冲服，每天服 2 次，可解决女性产后乳汁稀薄或奶量偏少的问题。

乳根 让乳房更丰满健康

"乳"，乳房；"根"，根部。穴在乳房根部。

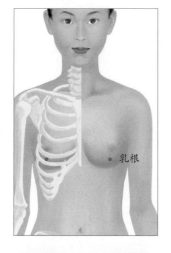

乳根

精确定位
在胸部，第5肋间隙，前正中线旁开4寸。

简易取穴
拇指放在乳房上，其他四指放在乳房下，食指贴在乳房边缘，食指指腹处即为乳根穴。

● **主治病症**

主治乳汁不足、乳房肿痛、胸痛、胸闷、咳喘。

● **同效不同穴**

按揉膻中、乳根穴，也治乳痛、乳腺炎。

● **特效按摩**

用中指和食指指腹用力按压乳根，每天早晚揉按3~5分钟。对于乳痛、乳痈、乳腺炎、乳汁不足等有良好功效。

小偏方

治乳腺炎

红糖白酒膏。红糖、白酒各适量，放入锅中用文火炖成膏状，晾凉后外敷乳头，可调治乳腺炎。

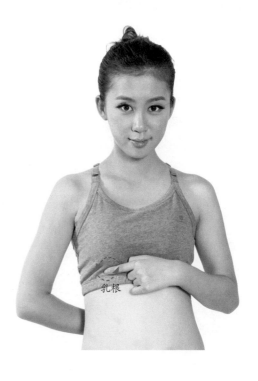

乳根

滑肉门 恶心呕吐按此穴

"滑"，光滑；"肉"，肌肉；"门"，门户。胃下附肠部有软肉生质，而滑润胃肠门口，故名"滑肉门"。

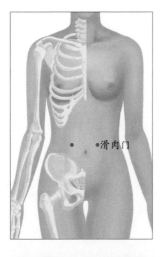

滑肉门

精确定位
在上腹部，脐中上1寸，前正中线旁开2寸。

简易取穴
仰卧，从肚脐沿前正中线向上量1横指，再水平旁开3横指处即是滑肉门。

● 主治病症
健脾胃，助消化。主治呕吐、胃痛、胃下垂、腹泻、便秘、呕吐、癫狂。

● 同效不同穴
按压胃俞、巨阙穴，也可调治恶心呕吐。

● 特效按摩
将食指放在滑肉门穴上，左右各按摩1~3分钟，可辅助治疗呕吐。

小偏方

治恶心呕吐
鸡蛋百合饮。鸡蛋黄1个，百合50克，醋少许。百合清洗干净，用水浸泡一晚，待白沫出，沥干后用水煎，加醋及鸡蛋黄，搅匀后再煮，温服。

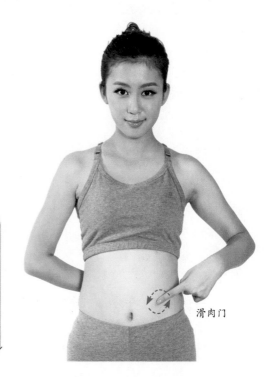

滑肉门

天枢 轻松解决便秘难题

"天"，指上部；"枢"，枢纽。脐上应天，下应地，此穴位于脐旁，为上下腹分界，具有转运中下焦气机的功能，如同枢纽，故名"天枢"。

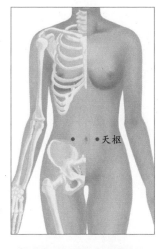

精确定位
本穴位于腹中部，脐中旁开2寸处。

简易取穴
拇指与小指弯曲，中间三指并拢，食指指腹贴在肚脐中心，无名指所在的位置即是天枢穴。

小偏方

治便秘

瓶子摩腹。将玻璃圆瓶放在肚子上，以天枢穴为中心，略微有力按压其周边部位，对肠道刺激较大，可促进肠道蠕动，改善便秘。

● 主治病症

主治便秘、呕吐、腹胀肠鸣、腹泻不止、痢疾、口腔溃疡、月经不调。

● 同效不同穴

按压支沟、腹结穴，也可调治便秘。

● 特效按摩

用食指或中指的指腹按压天枢穴，同时向前挺出腹部并缓慢吸气，上身缓慢向前倾呼气，反复做5次。

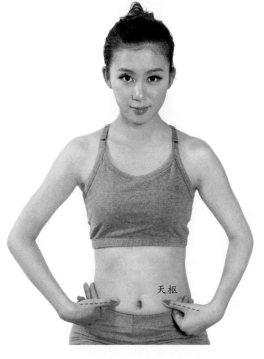

天枢

大巨 美胸特效穴

"巨"，硕大。此穴位于肠道分布处的两侧，即腹直肌隆起高突的阔大处，故名"大巨"。

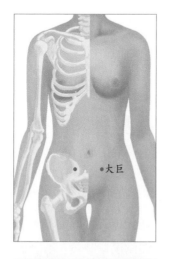

精确定位
位于人体下腹部，脐中下2寸，前正中线旁开2寸处。

简易取穴
在下腹部，肚脐中点下量2寸，旁开2寸处即是大巨穴。

小偏方
丰胸

莲蓬头冲击穴位。洗澡时用莲蓬头对准有丰胸效果的穴位从下向上冲击，能起到按摩的效果。

主治病症

主治食欲不振、腰痛、泄泻、痛经、便秘、腹痛、尿潴留、遗精、失眠、阑尾炎、肠炎、肠梗阻、膀胱炎、尿道炎、睾丸炎等，又因其可刺激激素分泌，对丰胸也有奇效。

同效不同穴

按揉膻中、乳根穴，也有丰胸的功效。

特效按摩

深呼吸之后，在缓缓吐气的同时以拇指或食指用力按压大巨穴6秒，重复6次。

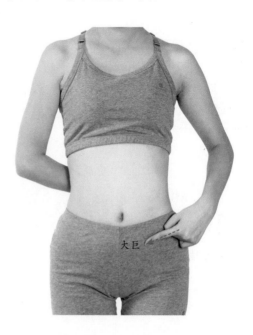

大巨

梁丘 急性胃病的救命良药

"梁"，山梁；"丘"，丘陵。形如山梁丘陵，穴当其处。

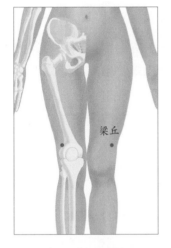

精确定位
在股前区，髌骨外缘上2寸，股外侧肌与股直肌肌腱之间。

简易取穴
下肢用力蹬直，髌骨外上缘上方凹陷正中处即是梁丘穴。

小偏方

治急性胃痛

生姜陈皮水。急性胃痛发作时，将生姜和陈皮洗净，掰成小块放入杯中，冲入沸水，闷10分钟即可服用，止痛效果很好。

● 主治病症

可改善胃痛、胃痉挛、腹胀、胃酸过多、膝盖疼痛、急性腰痛、坐骨神经痛、下痢、风湿等。

● 同效不同穴

揉按足三里、中脘也可调治胃脘疼痛。

● 特效按摩

端坐屈膝，双手分别置于两侧的梁丘穴，用大拇指指腹进行按揉。按揉力度要均匀、柔和，使力量渗透至深层组织，以感觉穴下有酸痛感为佳。每天早晚各按一次，每次2~3分钟，可双侧共同按揉。

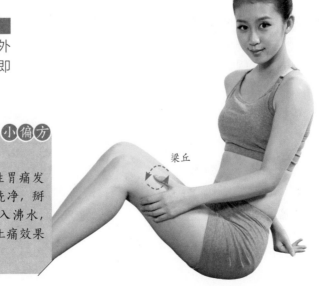

梁丘

PART 3 足阳明胃经

53

足三里 治十二指肠溃疡

古代"里"为"寸"，"三里"即"三寸"。足三里指膝下3寸，表示按摩此穴，能将人体四肢淤积的邪气驱逐在三里处，故名"足三里"。

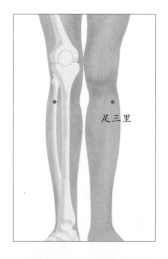

足三里

精确定位

在小腿前外侧，外膝眼下3寸，距胫骨前缘一横指处。

简易取穴

站立弯腰，两侧手虎口围住髌骨上外缘，余四指向下，中指指尖处即是足三里穴。

小偏方

治十二指肠溃疡

牙签按压穴位。可用绑成束的牙签按压足三里穴1分钟左右。

主治病症

通经活络，健脾和胃。主治胃痛、呕吐、腹胀、腹泻、便秘、头痛、眩晕、鼻塞、癫痫、半身不遂、脾胃虚弱、贫血、手足怕冷、小儿咳嗽、小儿发热、湿疹、荨麻疹、十二指肠溃疡、高脂血症。

同效不同穴

揉压中脘、点按胃肠点也可调治十二指肠溃疡。

特效按摩

两手手指指腹端垂直用力按压足三里，或将手掌打开，握住腿部，用拇指按压。

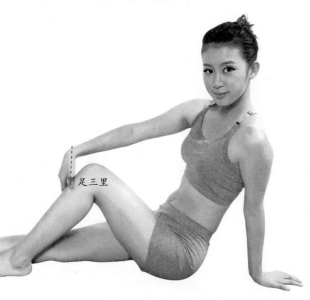

足三里

上巨虚 治腹痛立竿见影

"上"，上方；"巨"，巨大；"虚"，空虚，间隙。本穴位于胫（小腿骨）腓（小腿外侧骨）骨间大空隙的上空处，故名"上巨虚"。

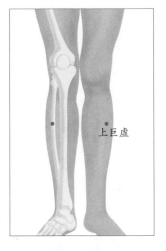

上巨虚

精确定位

本穴位于足三里穴正下方3寸处，筋骨之间凹陷中。

简易取穴

正坐，屈膝90度，手心对髌骨，手指朝向下，无名指指端处向下量3寸即是上巨虚穴。

小偏方

治腹痛

蒜泥外敷。将大蒜10克捣成蒜泥，用纱布固定，外敷在肚脐部位可有效治疗腹痛。

● 主治病症

本穴是调治肠胃疾病的要穴。主治腹痛、便秘、中风偏瘫、肠鸣、泄泻、下肢痿痹、肩周炎等。

● 同效不同穴

揉压天枢穴，也可治疗腹痛。

● 特效按摩

用拇指或食指指腹垂直用力按压上巨虚穴3秒钟后放松，重复操作10次，以有酸痛感为度，可缓解腹痛。

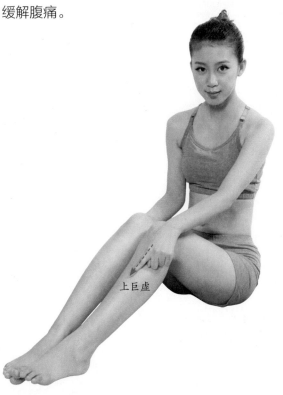

上巨虚

PART 3 足阳明胃经

下巨虚 缓解胃痛

"下"，下方；"巨"，巨大；"虚"，中空。胫骨和腓骨之间形成的较大空隙，即中空。穴在此空隙下方。

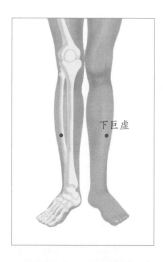

下巨虚

● 主治病症

主治胰腺炎、胃痛、小腹疼痛、下肢浮肿。

● 同效不同穴

揉按中脘、胃俞，也可缓解胃痛。

● 特效按摩

胃痛时，用两手手指指腹端垂直用力按压下巨虚穴 2~3 分钟，可缓解胃痛。

精确定位
小腿前外侧，足三里下6寸，距胫骨前缘一横指（中指）。

简易取穴
先找到条口穴，向下量1横指凹陷处即是下巨虚穴。

小偏方

治胃痛

饴糖。饴糖2汤匙，放入碗中，用少量的开水冲化。等水温后，一次服完，可缓解胃痛。

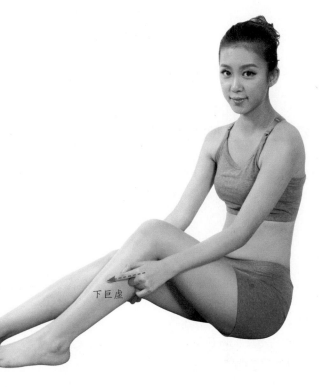

下巨虚

丰隆 祛全身之痰

"丰",丰满;"隆",隆起,隆盛。本穴位于肌肉丰满的隆起处,故名"丰隆"。

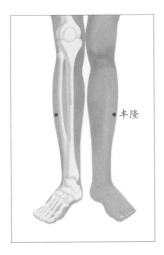

丰隆

精确定位
本穴位于外膝眼和外踝尖连线的中点,当外踝尖上8寸。

简易取穴
坐位屈膝,先找到足三里,向下量6横指凹陷处即是丰隆穴。

小偏方

化痰

蜂蜜柚子。柚子1个,蜂蜜或饴糖适量,黄酒少许。将柚子去皮,削去内层白髓,切碎放于有盖的容器中,加饴糖或蜂蜜,隔水蒸烂。每天早晚各服1匙。

● 主治病症

主治头痛、眩晕、痰多咳嗽、咽痛、胸痛、腹痛、痢疾、便秘、水肿、下肢肿痛、下肢痿痹、哮喘、中风、癫痫等。

● 同效不同穴

按揉肺俞、曲池,也可调治咳嗽痰多。

● 特效按摩

用拇指或食指指腹稍微用力按揉丰隆穴1~3分钟,以有酸胀感为度。可以促进人体的新陈代谢,从而达到除湿化痰的效果。

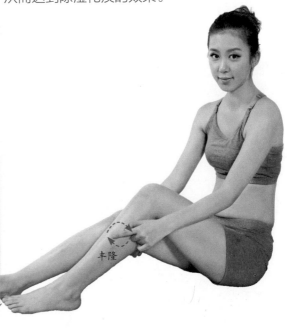

丰隆

内庭 牙痛克星

"内"，门内。"庭"，庭院。本穴位于足部第2、3脚趾趾缝间，两脚趾如左右大门，此穴专治深居内庭、静处不动的人的疾病，故名"内庭"。

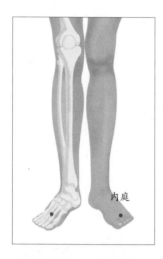

精确定位
本穴位于脚背部，在第2、第3趾间根部，趾蹼缘后方赤白肉际处。

简易取穴
足背第2、第3趾之间，皮肤颜色深浅交界处即是内庭穴。

● 主治病症

主治牙痛、咽喉肿痛、口眼㖞斜、鼻衄、胃痛吐酸、腹胀、泄泻、痢疾、便秘、热病、足背肿痛、消化不良、胃肠虚弱。

● 同效不同穴

按揉颊车、合谷穴，也可调治牙痛。

● 特效按摩

用一手拇指指腹放在对侧内庭上，适当用力上下推动，有消肿止痛的功效。可治牙痛、咽喉肿痛等。

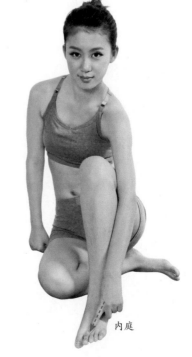

小偏方
治牙痛
穿心莲煮水。穿心莲10克放入锅内，加入清水适量，水煎10~20分钟，去渣取汁饮用。可代茶饮。

家庭按摩取穴定位速查一本就够

58

厉兑 快速止吐

"厉"，通砺，磨砺；"兑"，同锐，尖锐，指脚趾尖端。此穴位于第2脚趾外侧尖端，故名"厉兑"。

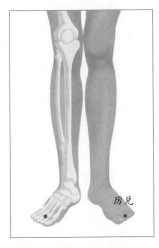

厉兑

精确定位
在足趾处，第2趾末节外侧，趾甲根角侧后方0.1寸。

简易取穴
足背第2趾趾甲外侧缘与趾甲下缘各作一垂线，交点处即是厉兑穴。

小偏方

治呕吐

生姜醋蛋饮。将生姜30克清洗干净捣烂挤汁，加入白糖、醋，兑入开水服用，有健胃止呕的功效。

● 主治病症

清热和胃，通经活络。主治呕吐、晕厥、胃痛、水肿、牙痛、足背肿痛。

● 同效不同穴

按压胃俞、点按巨阙穴，也可治疗呕吐恶心。

● 特效按摩

用拇指指甲尖垂直掐按厉兑，以有刺痛感为度，每次左右各掐按1~3分钟，能够有效缓解呕吐症状。

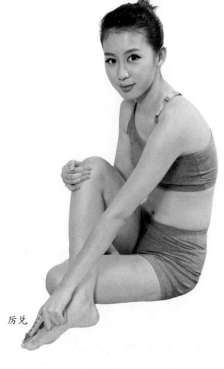

厉兑

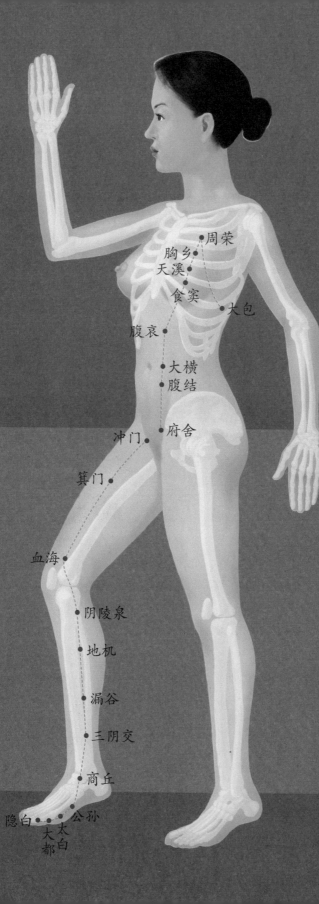

周荣

胸乡

天溪

食窦

大包

腹哀

大横

腹结

府舍

冲门

箕门

血海

阴陵泉

地机

漏谷

三阴交

商丘

公孙

隐白

太白

大都

PART

4

足 太 阴 脾 经

主治：脾胃病、妇科疾病

经脉走向：足太阴脾经起于足大趾内侧端，沿足内侧赤白肉际上行，经内踝前方，上小腿内侧，沿胫骨后缘上行，至内踝上8寸处走出足厥阴肝经前，经膝股内侧前缘至冲门穴，进入腹部，属脾络胃，向上通过横膈，夹食管旁，连于舌根，散于舌下。

主治病症：本经腧穴主要调治脾胃病、妇科病及经脉循行部位的其他病症，如胃脘痛、呕吐、贫血、嗳气、腹胀、黄疸、食欲不振、身重无力、舌根强痛、下肢内侧肿胀、神经衰弱等。

按摩时间：最佳时间是上午9~11点。

按摩方法：脾经在人体的正面和侧面，可以采用拍打刺激的方式保养，但需注意拍打的力度要适中，每天上午拍打，每侧10分钟左右；也可采用艾灸的方法刺激穴位，尤其是艾灸隐白穴有很好的止血作用。

隐白 调节月经量多最有效

"隐"，隐蔽；"白"，白色。穴在隐蔽之处，其处色白，故曰"隐白"。

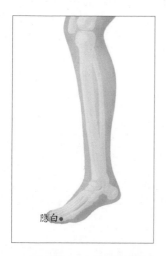

隐白

精确定位

在足趾，大趾末节内侧，趾甲根角侧后方 0.1 寸。

简易取穴

足大趾趾甲内侧缘与下缘各作一垂线，其交点处即是隐白穴。

● 主治病症

调经统血，健脾宁神。主治月经过多、腹胀、便血、崩漏、昏迷、中风。

● 同效不同穴

按摩三阴交、血海，也可调治月经量过多。

● 特效按摩

坐位，以一手大拇指指尖掐按隐白穴。掐按的力度以能耐受为度，不要掐破皮肤。每天早晚各一次，每次按 2~3 分钟，两侧隐白穴交替掐按，对于调理月经量过多有效。

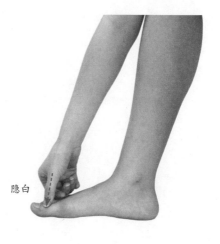

隐白

小偏方

治月经量过多

黑木耳红枣饮。将黑木耳 30 克、红枣 20 克（去核）洗净，放入锅中，加水适量熬煮，煮熟后可加适量红糖调味，每天服用 1 次，连服 7 天。可以调治经量过多。

大都 腿脚抽筋按大都

"大"，大小之大；"都"，都会。穴在大趾，为经气聚散之处。

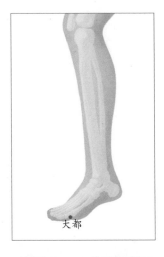
大都

精确定位
在足趾，第1跖趾关节远端赤白肉际凹陷中。

简易取穴
足大趾与足掌所构成的关节，前下方掌背交界线凹陷处即是大都穴。

主治病症
健脾利湿，和胃镇惊。主治腿抽筋、腹胀、腹痛、呕吐、便秘、胃痛、小儿惊风。

同效不同穴
按压承山、太溪穴，也可治疗腿部抽筋。

特效按摩
常用大拇指指腹按揉大都，每次300下，可以有效缓解腿脚抽筋。

小偏方

治腿抽筋

艾灸大都穴。取一根艾条点燃，放在大都穴上施灸，以10~15分钟为宜。

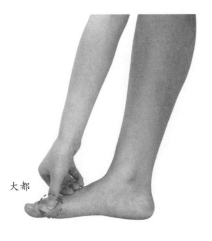
大都

太白 主治脾胃虚弱

"太"，极大，庞大；"白"，白色，明亮。本穴位于第1跖趾关节后缘处，此处骨高肉白，故名"太白"。

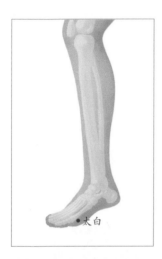

太白

精确定位
在跖区，第1跖趾关节近端赤白肉际凹陷处。

简易取穴
足大趾与足掌所构成的关节，后下方掌背交界线凹陷处即是太白穴。

● 主治病症

健脾益气、理气和胃。主治脾胃虚弱、胃痛、腹胀、腹痛、腰痛、肠鸣。

● 同效不同穴

按压脾俞、中脘、足三里，也可调治脾胃虚弱。

● 特效按摩

顺时针或逆时针方向反复按揉太白穴，每次2~3分钟，可治疗脾胃虚弱、消化不良、腹痛、肠鸣、便血、便秘等症。

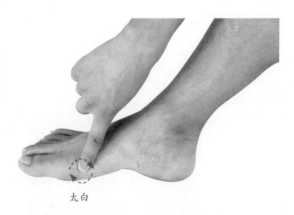

太白

小偏方

治脾胃虚

山药大枣粥。将炒山药20克、大枣10个、大米40克，一起煮粥，煮好后可加适量白糖服用。此方有补脾益气、健脾养胃的功效。

公孙 搞定慢性胃炎

"公"，有通之意；"孙"，指络脉。此穴是脾经分离之络脉，脾经到此改走胃经，如同祖孙分系，故名"公孙"。

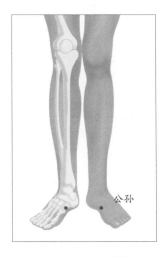

公孙

精确定位
在跖区，当第1跖骨底的前下缘赤白肉际处。

简易取穴
足大趾与足掌所构成的关节内侧，弓形骨后端下缘凹陷处即是公孙穴。

小偏方

治慢性胃炎

扁豆佛手粥。取扁豆80克，佛手20克，粳米80克。将佛手洗净，水煎取汁，与扁豆、粳米一起放入锅中，加适量水煮粥食用，每天1剂，连服10天，适用于脾胃虚寒所致的慢性胃炎。

● 主治病症

主治胃痛、腹痛、腹胀、呕吐、泄泻、痢疾、肠鸣、热性病、消化不良、水肿、黄疸、癔症、足痛。

● 同效不同穴

点按中脘、按压足三里，也可治慢性胃炎。

● 特效按摩

用拇指或食指指端反复按压公孙穴，稍有疼痛感即可，可调治腹胀、腹痛、胃痛、胸痛等症。

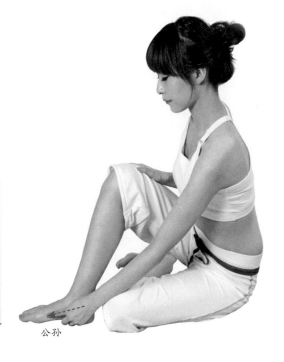

公孙

PART 4 足太阴脾经

三阴交 缓解痛经的特效穴

"三阴"，指足之三阴经；"交"，指交会与交接。此穴为足太阴、足少阴、足厥阴三条阴经气血物质的交会处。

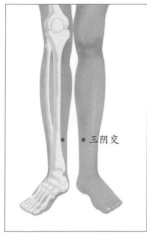

三阴交

精确定位
在小腿内侧，内踝尖上3寸，胫骨内侧后缘。

简易取穴
手四指并拢，小指下缘靠内踝尖上，食指上缘所在水平线与胫骨后缘交点处即是三阴交穴。

小偏方

治痛经
生姜艾叶薏苡仁粥。生姜25克、艾叶10克、薏苡仁40克。将前两味水煎取汁，将薏苡仁煮粥至八成熟，入药汁同煮至熟。经前三天开始服用，早晚各一次。

● 主治病症

健脾胃、益肝肾、调经带，对调治妇科疾病效果显著。主治痛经、闭经、腹痛、腹胀、肠鸣、腹泻、不孕、难产、崩漏、带下、阳痿、遗精、神经性皮炎、失眠、神经衰弱等。

● 同效不同穴

点按肾俞、关元，也可治痛经。

● 特效按摩

用拇指掐按三阴交穴20次，两侧可同时进行。

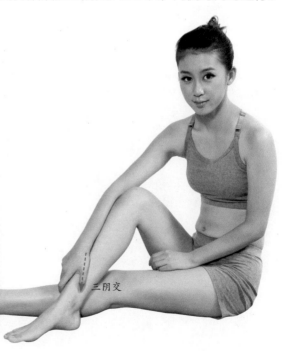

三阴交

地机 降血糖要穴

"地"，土地，指下肢；"机"，指机关、机要。因为脾在五行中属土，本穴是气血聚集的关键之地，所以称为"地机"。

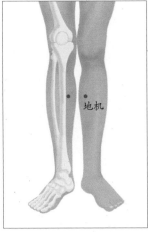

主治病症

主治糖尿病、腹胀满、月经不调、遗精。

同效不同穴

按摩三阴交、公孙穴，也可降低血糖，调治糖尿病。

特效按摩

用食指垂直向下点压地机穴1~3分钟，力度稍轻，能调节胰岛素分泌，降低血糖。

小偏方

降血糖

散步。散步不但可以减轻胰岛 β 细胞的负担，利于控制病情，还能预防骨质疏松。每次步行20分钟以上就可以起到降血糖的作用。

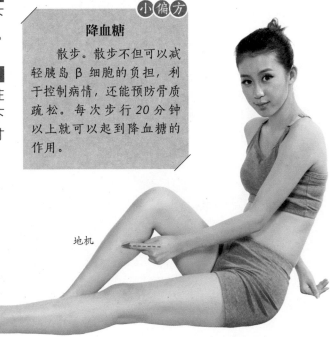

地机

阴陵泉 白带异常的克星

"阴"，指小腿内侧。"陵"，高突的山丘，指胫骨内侧髁。"泉"，此指凹陷。与"阳陵泉"相对。

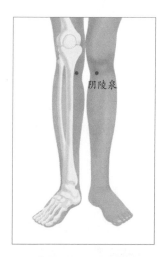

阴陵泉

精确定位
在小腿内侧，胫骨内侧髁下缘凹陷中。

简易取穴
小腿内侧，从膝关节往下摸，至胫骨内侧髁下方凹陷处即是阴陵泉穴。

● 主治病症

主治腹胀、泄泻、腹痛、水肿、黄疸、小便不利、遗尿、尿失禁、痛经、白带异常、阴痛、月经失调、阳痿、尿路感染、痢疾等。

● 同效不同穴

按揉命门穴，也可治疗白带异常。

● 特效按摩

用拇指指腹用力按揉阴陵泉穴 3~5 分钟，以有酸胀感为度，长期坚持可治白带异常。

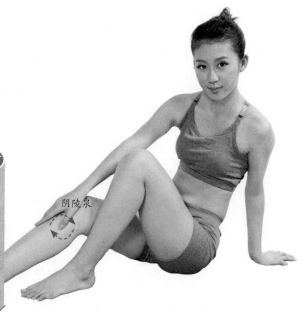

阴陵泉

小偏方
治白带异常

敷贴法。将白芷20克，黄芪、桑螵蛸各30克，共研为细末。用黄酒或米醋调成糊，敷于神阙穴（肚脐），覆盖消毒纱布，外用胶布固定。每日换1次，连敷5~7天，即可见效。

血海 调治贫血好帮手

"血"，气血的血；"海"，海洋。本穴善治各种"血"症，犹如聚溢血重归于海。

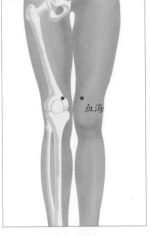

主治病症

主治贫血、腹胀、月经不调、痛经、荨麻疹、白癜风。

同效不同穴

按压三阴交穴，也可调治贫血。

特效按摩

用拇指指腹揉捻两侧血海穴各 5 分钟，以有酸胀感为宜。

精确定位

股前部，髌底内侧端上 2 寸，股内侧肌隆起处。

简易取穴

大腿内侧，膝盖骨内侧上角，往上约三指筋肉的沟，按压疼痛处即为血海穴。

小偏方

治贫血

红糖小米粥。小米 100 克，红糖适量。将小米淘洗干净，放入开水锅中，旺火烧开，转小火煮至粥黏。再加入适量红糖搅匀，再煮开，盛入碗内即可食用。

血海

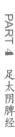

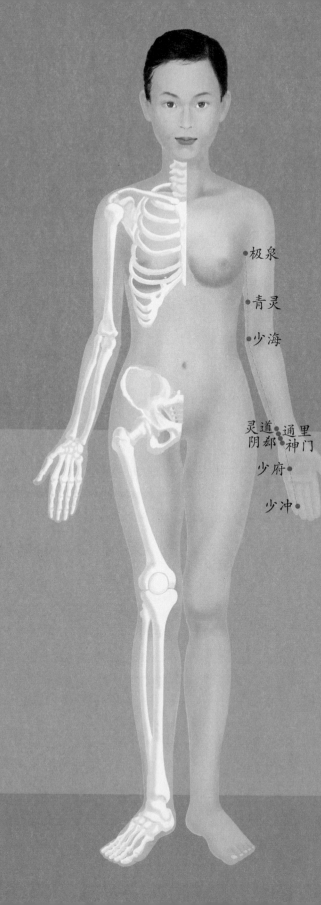

极泉

青灵

少海

灵道 通里
阴郄 神门

少府

少冲

手少阴心经

主治：心、胸、神志等疾病

经脉走向： 手少阴心经起于心中，出属"心系"（心与其他脏器相连系的部位），通过横膈，联络小肠。"心系"向上的经脉挟咽喉上行，连系于"目系"（眼球连系于脑的部位）。"心系"直行的经脉上行于肺部，再向下出于腋窝部，沿着上臂内侧后缘，行于手太阴经和手厥阴经的后面，到达肘窝，沿前臂内侧后缘，至掌后豌豆骨部进入掌内，沿小指内侧至末端，与手太阳小肠经相接。

主治病症： 本经腧穴主要调治心、胸、神志病以及经脉循行部位的其他病症，如心痛、咽干、口渴、目黄、胁痛、上臂内侧痛、手心发热、神经衰弱等。

按摩时间： 最佳时间是中午 11~13 点。

按摩方法： 心经位于手臂内侧，可在午饭前轻轻拍打心经循行路线上的穴位，拍打时五指并拢微屈叩打，以感觉舒适为宜，要掌控好操作方式，每次 3~5 分钟为宜。

少海 止痛镇痛的良穴

"少"，指少阴经；"海"，百川之汇。因本穴是合穴，是脉气汇聚之处，脉气强盛如同百川汇聚成海，故名"少海"。

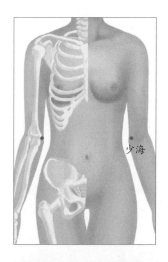

少海

精确定位
在肘前部，横平肘横纹，肱骨内上髁前缘。

简易取穴
屈肘90度，肘横纹内侧端凹陷处。

● 主治病症

主治心痛、目眩、肘臂挛痛、头项痛、麻木、呕吐、健忘、腋胁痛、尺神经麻痹、肋间神经痛、癔症、精神分裂症等。

● 同效不同穴

按揉肩贞、天宗穴，也可防治前臂麻木、肘关节疾病。

● 特效按摩

每天早晚用拇指指腹按压少海穴，每次1~3分钟，可以调理前臂麻木、肘关节周围软组织疾病。

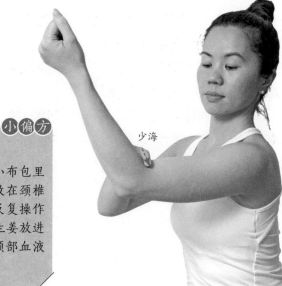

少海

小偏方
治肩臂疼痛

热敷盐包或姜丝。在小布包里放点炒热的盐，稍凉后，放在颈椎上，等全凉了再拿下来，反复操作30分钟；或者将切成丝的生姜放进布包，系在颈部。可促进颈部血液循环。

极泉 治冠心病常用穴

"极"，高大之意；"泉"，水泉。穴在腋窝高处，局部凹陷如泉，故名"极泉"。

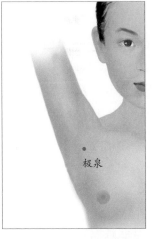

极泉

精确定位
位于腋窝正中顶点，腋动脉搏动处。

简易取穴
上臂外展，腋窝顶点可触摸到动脉搏动，按压有酸胀感处即是极泉穴。

小偏方

治冠心病

山楂柿叶茶。取柿叶 10 克，山楂 12 克，茶叶 3 克。将以上各味一齐放进茶杯中，用开水冲泡即可，日常饮用，能有效调治冠心病。

● 主治病症
宽胸宁神。主治冠心病、心痛、四肢乏力、乳汁分泌不足。

● 同效不同穴
按揉风池、神门穴，也可调治冠心病。

● 特效按摩
用拇指指腹按压极泉穴，每次 1 分钟为宜，可辅助治疗冠心病等各种疾病。

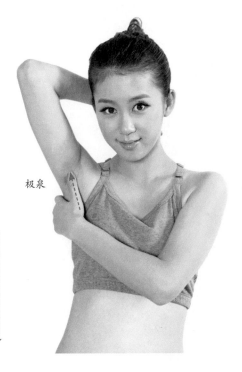

极泉

神门 治"心"之要穴

"神",心神;"门",门户。心藏神。此为心经之门户。

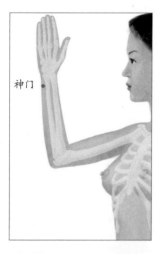

神门

在腕前区,腕掌侧远端横纹尺侧端,尺侧腕屈肌腱的桡侧缘。

简易取穴
手腕部靠近小指的一侧有一条突出的筋,其与腕横纹相交的凹陷处就是神门穴。

主治病症

宁心安神,通经活络。主治心悸、失眠、心脏肥大、心绞痛、神经衰弱、癔症、癫痫、精神病、痴呆、鼻炎、产后失血、淋巴腺炎、扁桃体炎等。

同效不同穴

点揉内关穴,也可调治心悸症状。

特效按摩

每天早晚用拇指指甲尖垂直掐按神门,每次1~3分钟,可调理心悸、失眠、心绞痛等症。

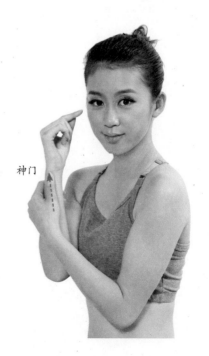

神门

小偏方

治心悸

百合莲子麦冬汤。百合、莲子(不去心)各30克,麦冬15克,水煎2次,每次用水300毫升煎30分钟,两次混合,除去麦冬。分2次食用,吃百合、莲子,喝汤。

家庭按摩取穴定位速查一本就够

74

少冲 中暑急救穴

"少"，幼小；"冲"，冲动。该穴是手少阴心经之井穴，脉气由此涌出并沿经脉上行。

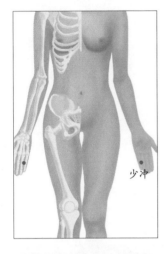

少冲

精确定位
在手指，小指末节桡侧，指甲根角侧上方 0.1 寸。

简易取穴
少冲穴位于小指指甲下缘，靠无名指侧的边缘上。

● 主治病症
主治热病、癫狂、中风昏迷、胸痛。

● 同效不同穴
掐压人中穴，也有开窍醒神、缓解中暑的作用。

● 特效按摩
用右手大拇指和食指轻轻夹住左手小拇指指甲两侧的凹陷处，以垂直方式轻轻揉捏 1~2 分钟，然后再揉捏右手的少冲穴，可缓解中暑。

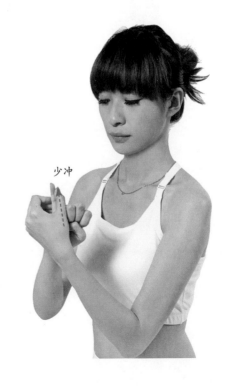

少冲

小偏方
治中暑

绿豆汤。将绿豆 50 克洗净并控干水分，倒入锅中，加开水（开水的用量以没过绿豆 2 厘米为好），煮开后，改用中火，当水分要煮干时（注意防止粘锅），再加入大量开水，盖上锅盖，继续煮 20 分钟，待绿豆已经熟烂，汤色碧绿时即可代茶饮。

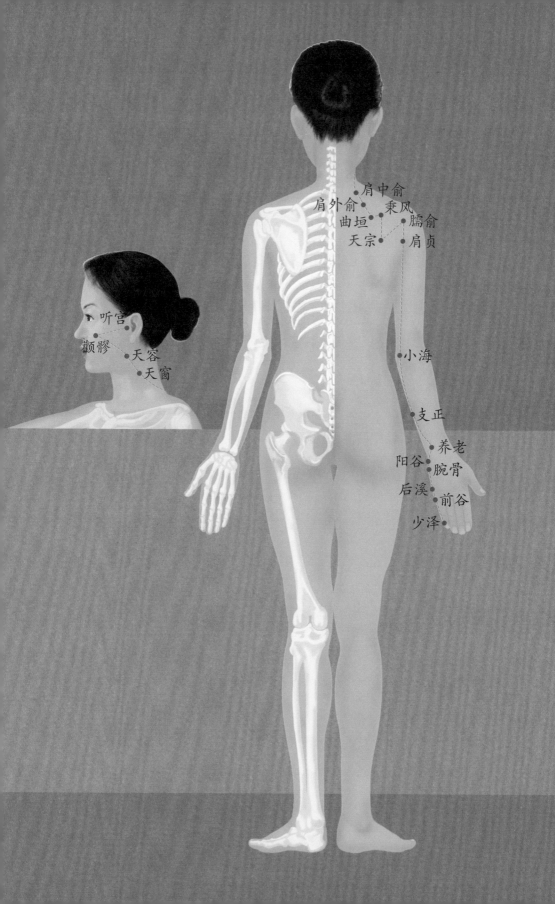

肩中俞
肩外俞　　秉风
　曲垣　　　臑俞
　　天宗　　肩贞

听宫
颧髎　　天容
　　　天窗

小海

支正

养老
阳谷　腕骨
后溪　前谷
　少泽

手太阳小肠经

主治：五官、肠胃等疾病

经脉走向： 手太阳小肠经起于小指外侧端，沿手背外侧至腕部，出于尺骨茎突部，直上沿着前臂外侧后缘，经尺骨鹰嘴与肱骨内上髁之间，沿上臂外侧后缘，出于肩关节，绕行肩胛部，交会于大椎，向下进入缺盆部，联络心脏，沿着食管，通过横膈，到达胃部，属于小肠。

主治病症： 本经腧穴主要调治头面五官、咽喉、肠胃病以及经脉循行部位的其他病症。如耳聋、牙痛、头痛、口腔炎、目黄、颊肿、咽喉肿痛、小腹痛、腹泻、便秘、痔疮等。

按摩时间： 最佳时间是下午 13~15 点。

按摩方法： 小肠经位于肩部和手臂外侧，午餐后按经脉循行路线按揉小肠经穴位能起到最佳效果，肩部可请他人帮助按揉，但要注意力度，以舒适为度。每次按揉 5~10 分钟。

少泽 解决哺乳妈妈的烦恼

"少"，小；"泽"；润。穴在手小指之端，为手太阳小肠经之井穴，手太阳小肠经主液，液有润泽身体的功效，所以叫"少泽"。

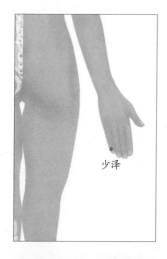

少泽

精确定位

在小指末节尺侧，指甲根角侧上方旁开 0.1 寸。

简易取穴

伸小指，沿指甲底部与指尺侧引线交点处即是少泽穴。

● 主治病症

清热利咽，通乳开窍。主治乳汁不足、头痛、颈项痛、中风昏迷。

● 同效不同穴

按揉膻中、乳根穴，也可治孕妇产后乳汁不足。

● 特效按摩

端坐俯掌，小指翘起，另一手的拇指在内，食指在外，握住该小指，用食指指尖掐按少泽穴，酸痛感明显，每次掐按 2~3 分钟，左右手交替，早晚各 1 次。

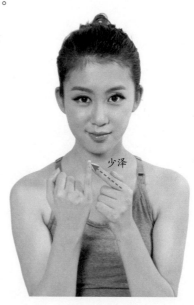

少泽

小偏方

治缺乳

鲫鱼汤。处理干净的鲫鱼，放入油锅稍煎，至鱼肉变色，加入水适量，加姜片和蒜粒，盖上锅盖，炖至汤呈奶白色。调入盐和鸡精各适量，再炖 2 分钟，撒上葱末即可。

后溪 治疗颈椎病有奇效

"后",前后之后;"溪",山洼流水之沟。穴在第5掌骨之后方,凹陷如沟,故得名。

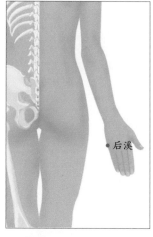

后溪

精确定位
在手内侧,第5掌指关节尺侧近端赤白肉际凹陷中。

简易取穴
曲臂成45°,轻握拳,在小指近侧边凸起如火山口状处即是后溪穴。

● 主治病症
主治颈椎病、腰椎病、肘臂痛、汗多、落枕、急性腰扭伤。

● 同效不同穴
按揉手三里穴也可调治颈椎疼痛。

● 特效按摩
轻握拳,用一手轻握另一手掌背,用拇指指尖垂直向着掌心向下按压后溪穴1~3分钟,可缓解颈椎疼痛。

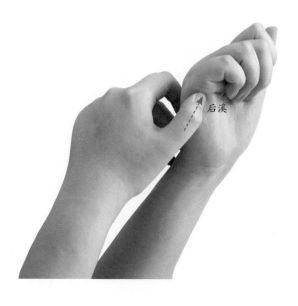

后溪

小偏方
治颈椎病
睡时选择高低合适的枕头,并调整睡姿,可取侧卧位或仰卧位,不宜俯卧。

腕骨 治疗腕、肘关节炎

"腕"，手腕。"骨"，骨头。因本穴位于腕骨附近，故名"腕骨"。

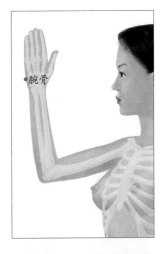

精确定位
本穴位于手背尺侧，第5掌骨基底与三角骨之间赤白肉际处。

简易取穴
在手掌尺侧，当第5掌骨基底与钩骨之间的凹陷处即是腕骨穴。

● 主治病症

清热利湿、舒经活络。主治头项强痛、耳鸣、目翳、指挛腕痛、黄疸、痢疾、热病无汗、口腔炎症、糖尿病等。

● 同效不同穴

按揉肩贞、肩井穴，也可治头项强痛、肩关节疼痛。

● 特效按摩

用拇指指腹按压腕骨，每次1~3分钟，长期坚持对头项强痛、肩关节疼痛均有良好调理作用。

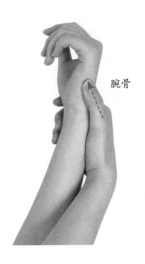

腕骨

治肩关节疼痛

毛巾热敷。将一块毛巾放在热水中充分浸泡，然后热敷在肩膀疼痛部位。等毛巾冷却后，再于热水中浸泡，循环热敷。

养老 脑血管病养护要穴

"养"，赡养；"老"，老人。因本穴善于治疗耳聋、眼花、腰酸和肩痛等老年人常见病症故得名。

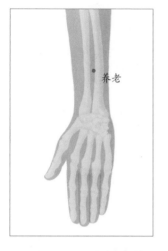

精确定位
在前臂外侧，腕背横纹上1寸，尺骨头桡侧凹陷中。

简易取穴
前臂背面，靠近手背。在小指侧，摸到一个明显突起的骨性标志，此为尺骨小头，尺骨小头近心端拇指侧的凹陷中，即为养老穴。

● 主治病症

清利头目，舒筋活络。适用于脑血管病后遗症，肩臂部神经痛、急性腰扭伤、落枕、近视眼等。

● 同效不同穴

推揉太阳穴、按压攒竹穴，也可调治高血压引起的头痛、头晕。

● 特效按摩

用拇指指尖垂直下压养老穴1~3分钟，可辅助治疗高血压、头昏眼花、耳聋、腰酸腿痛等老年病。

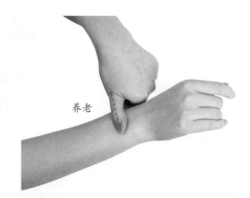

养老

小偏方

治高血压头晕

茼蒿蛋白饮。取鲜茼蒿250克洗净，放在清水中煎煮，快熟时加入鸡蛋清再煮片刻，加香油、食盐、味精各适量调味，佐餐食用。有清热、养心安神、降血压的功效。经常服用可治高血压引起的头眩少寐。

肩贞 肩周炎患者的福音

"肩"，肩部；"贞"，正，中央。因穴位于肩部偏外的正中央，无论垂手或举手，都不会改陷于肩部骨下的位置，因正而定，故名"肩贞"。

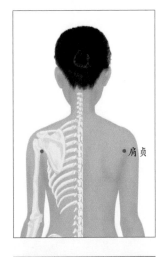

● **肩贞**

精确定位
在肩关节后下方，腋后纹头直上1寸。

简易取穴
正坐垂臂，从腋后纹头向上量1横指处即是肩贞穴。

● 主治病症

主治肩臂疼痛、手臂不举、肩胛酸痛、上肢肿痛、上肢麻痹、上肢瘫痪、耳鸣、耳聋、肩周炎等。

● 同效不同穴

推揉肩髃、肩髎穴，也可调治肩周炎。

● 特效按摩

用中指指腹按压肩贞穴，每次左右各揉按1~3分钟，可治肩周炎、手臂麻木等。

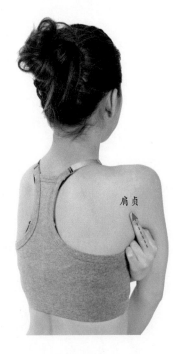

● 肩贞

小偏方
治肩周炎
可用健身槌敲击肩贞穴，力度轻重适中，敲击至穴位处皮肤发红、有热感为止。

天宗 巧治急性乳腺炎

"天"，天空，指上部；"宗"，指本，含中心之意。意为穴在肩胛冈中点直下，冈下窝正中。

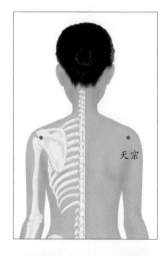

天宗

● 主治病症

疏经通络、行气宽胸、宣肺止咳。主治气喘、肩膀酸痛、肩周炎、肩背软组织损伤、乳腺炎等。

● 同效不同穴

按揉膻中穴、按压肩井穴，也有调治急性乳腺炎的功效。

● 特效按摩

用拇指或食指指腹按压天宗穴1~3分钟，以有酸、麻、胀感为度，对于调治急性乳腺炎、肩周炎有好处。

精确定位
本穴在肩胛区，肩胛冈下缘与肩胛骨下角连线上1/3与下2/3交点凹陷中。

简易取穴
用对侧手，由颈下过肩，手伸向肩胛骨处，中指指腹所在的肩胛骨冈下窝的中央处即是天宗穴。

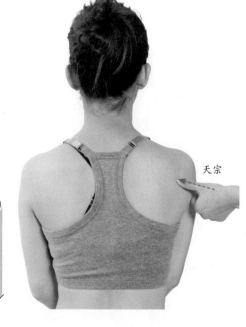

天宗

小偏方

治乳腺炎

蒲公英外敷。将蒲公英适量捣烂，再用生鸡蛋清将捣碎的蒲公英调匀，敷在乳房红肿硬结处即可。

肩外俞 可治偏头痛

"肩"，肩部；"外"，外侧；"俞"，穴。穴在肩部，约当肩胛骨内侧缘之稍外方。

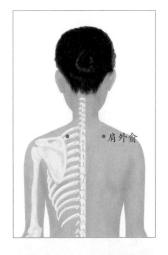

精确定位
在脊柱区，第1胸椎棘突下，后正中线旁开3寸处。

简易取穴
低头时后颈部最突起的椎体往下数1个棘突，在其下方旁开3寸即是肩外俞穴。

● 主治病症
主治偏头痛、肩背酸痛、颈项僵硬、上肢冷痛。

● 同效不同穴
按揉百会、风池穴也可调治偏头痛。

● 特效按摩
用一手绕过胸前置于另一侧的肩上，然后用食指和中指并拢按揉肩外俞穴，以有酸痛感为度。

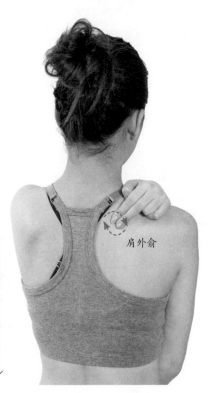

肩外俞

治偏头痛
脸部美容操。扬眉、眯眼、皱眉、张嘴、移动下颚、皱鼻、扮鬼脸这7种柔软操，是专为脸部及头皮设计的，它们可以帮助松弛这些部位的肌肉，可在初见头痛的征兆时，通过这种方法控制病情进展。

肩中俞 让肩背更有力

"肩"，肩部；"中"，中间；"俞"，穴。穴在肩部，约当肩胛骨内侧缘之里。

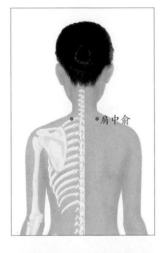

肩中俞

精确定位
本穴在脊柱区，第7颈椎棘突下，后正中线旁开2寸。

简易取穴
低头，后颈部最突起椎体旁开3横指处即是肩中俞。

小偏方

治肩背疼痛
拉毛巾运动。拿一条长毛巾，两只手各拉一头，分别放在身后，一只手在上，另一只手在下，就像搓澡一样先上下拉动，再横向拉动，反复进行，每次锻炼15分钟左右。

● 主治病症
宣肺解表。主治咳嗽、肩背酸痛、颈项僵硬、发热恶寒。

● 同效不同穴
按揉肩外俞，也有调治肩背疼痛之效。

● 特效按摩
用双手食指指腹向下按压穴位并揉动3~5分钟，可缓解颈肩疼痛。

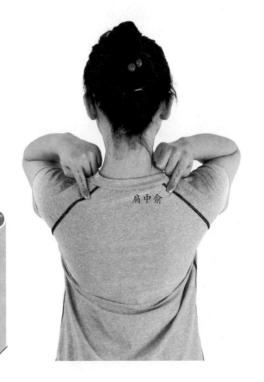

肩中俞

颧髎 瘦脸第一要穴

"颧"，颧部；"髎"，骨隙。穴在颧部骨隙中。

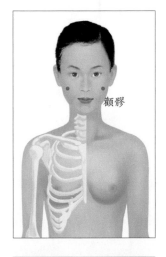

颧髎

精确定位
在面部，颧骨下缘，目外眦直下凹陷中。

简易取穴
面部颧骨的正下方凹陷与眼角向下的直线相交的位置即是颧髎穴。

● 主治病症
祛风止痉，清热消肿。适用于面神经麻痹、面肌痉挛、三叉神经痛、鼻炎、鼻窦炎、牙痛等。

● 同效不同穴
按压颊车、天突穴，也有瘦脸的功效。

● 特效按摩
食指放在中指上，两指重叠按压颧髎穴5秒后放松，重复5次。

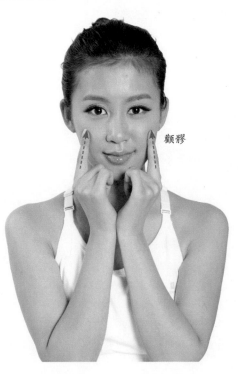

颧髎

小偏方
瘦脸

推脸。张嘴，上、下嘴唇分别包住上、下齿，嘴角向后拉伸。两手指尖放在下巴上，慢慢向上推，直至脸部发热，放松，深呼口气，重复10次。

听宫 耳聋耳鸣就按它

"听"，听觉；"宫"，宫殿，这里指居于中间之意。因为本穴有改善听觉的功能，又居于耳前中间处，故名"听宫"。

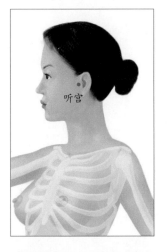

精确定位
在面部，耳屏正中与下颌骨髁突之间的凹陷中。

简易取穴
微张口，耳屏与下颌关节之间的凹陷处即是听宫穴。

小偏方
治耳鸣耳聋

贴植物种子。可在耳屏前用医用胶布或橡皮膏贴一粒植物种子（比如黄豆等），经常按压。

主治病症

主治耳聋、耳鸣、耳痛、齿痛、聋哑、头痛、头重、眩晕、癫狂、下颌关节炎、中耳炎。

同效不同穴

按压听会、耳门穴，也有治疗耳聋、耳鸣的功效。

特效按摩

微微张嘴，用食指或中指指腹缓缓用力按压听宫穴 1~3 分钟，能够缓解耳聋、耳鸣等症状。

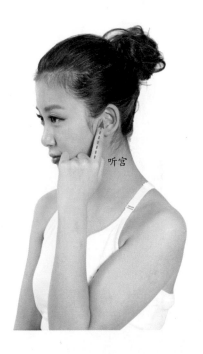

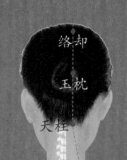

络却
玉枕
天柱

大杼

风门　肺俞　魄户　附分　膏肓
厥阴俞　心俞　神堂　膏肓　嘻
督俞　膈俞　噫嘻　膏门
脾俞　膈关　魂门
肝俞　胆俞　阳纲　魂意舍
脾俞　胃俞　胃仓　意舍
三焦俞　肾俞　志室　肓门
气海俞　大肠俞　膀胱俞
关元俞　小肠俞　胞肓
上髎　中脊俞
次髎　中髎　秩边　白环俞
下髎　会阳

承光
五处　曲差
眉冲
攒竹
睛明

承扶

殷门

浮郄
委中　委阳
合阳
承筋
承山
飞扬

跗阳
申脉　足通谷
昆仑　京骨　束骨　至阴
仆参　金门

PART

7

足太阳膀胱经
主治：头、目、背、腰、下肢部疾病

经脉走向： 足太阳膀胱经起于目内眦，上额交会于巅顶。巅顶部支脉从头顶分至耳上角及直行入脑，回出分开下行项后，沿着肩胛部内侧，挟着脊柱，到达腰部，从脊旁肌肉进入体腔，联络肾脏，属于膀胱。腰部的支脉向下经臀部进入腘窝中。后项的支脉通过肩胛骨内缘直下，经臀部下行，沿大腿后外侧与腰部下来的支脉会合于腘窝中，由此向下，通过腓肠肌，出于外踝的后面，沿第5跖骨粗隆，至小趾外侧端与足少阴肾经相接。

主治病症： 本经腧穴主要调治头、目、项、背、腰、下肢部以及经脉循行部位的其他病症，如小便不通、遗尿、癫狂、痢疾、目痛、鼻塞流涕、头痛、腰背疼等。

按摩时间： 最佳时间是下午15~17点。

按摩方法： 膀胱经是从头顶到足部，可用双手拇指和食指捏住脊柱两边肌肉尽可能从颈椎一直推到尾骨，然后十指并拢，按住脊柱向上推回到开始的位置；腿部的膀胱经可用点揉或敲打的方式充分刺激穴位。每日1次，每次反复推几遍。

睛明 经常按按，眼睛明亮

"睛"，眼睛。"明"，明亮，光明。本穴有明目的功效，故名"睛明"。

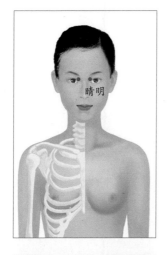

精确定位

本穴位于眶内缘眼睑内侧韧带中，目内眦旁0.1寸处。

简易取穴

鼻梁旁与内眼角的中点凹陷处即是睛明穴。

● 主治病症

泄热明目，祛风通络。主治眼睛不明、近视、夜盲、急性腰扭伤。

● 同效不同穴

按压攒竹、风池穴，也有防治近视的功效。

● 特效按摩

用食指指尖点按睛明穴，按时吸气，松时呼气，共36次。然后轻揉36次，每次停留2~3秒，可防治近视。

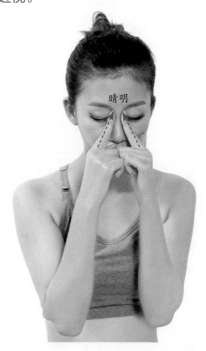

小偏方
治近视

移动视线。用力闭上双眼，然后将眼睛睁大，稍后将视线按照上、下、右、左的顺序移动，眼球每转到一个位置后静止2~3秒。

攒竹 制止呃逆，立竿见影

"攒"，聚集；"竹"，山林之竹。表示脉气在眉头处聚集，如同捆扎的竹叶，故名"攒竹"。

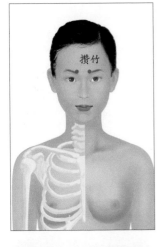

精确定位
在面部，眉头凹陷中，额切迹处。

简易取穴
眉毛内侧边缘凹陷处即是攒竹穴。

● 主治病症
主治呃逆、头痛、口眼㖞斜、目赤肿痛、近视、夜盲症。

● 同效不同穴
按压内关穴、揉按天突穴，也有调治呃逆的作用。

● 特效按摩
闭合双目，用双手的食指指腹稍微用力，轻轻按压攒竹穴1分钟，能有效缓解呃逆不适。

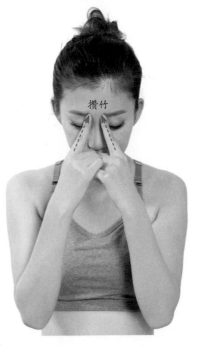

小偏方

治呃逆

荔枝灰。将荔枝7个连皮、核烧焦，研为细末，用白开水一次冲服，连用数次，对呃逆不止者很有效。

大杼 治眩晕特效穴

"杼"，机上的梭子，脊柱两侧有横突隆出，形似织杼，故称"杼骨"。本穴位于杼骨旁，故名"大杼"。

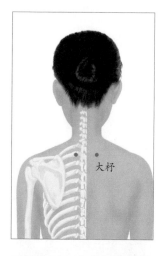

● 主治病症

主治咳嗽、肩背疼痛、喘息、眩晕、胸胁支满。

● 同效不同穴

按揉百会、涌泉穴，也可调治眩晕。

● 特效按摩

用两手食指指腹端按压或揉压大杼，每次左右各按揉 1~3 分钟。

精确定位
本穴位于背部第1胸椎棘突下，正中线旁开 1.5 寸处。

简易取穴
正坐低头或俯卧位，在第一胸椎棘突下，督脉旁开 1.5 寸处。

小偏方

治眩晕

填脐法。五味子、黄芪各 10 克，研为细末，加清水适量调为稀糊状，外敷在肚脐孔处，敷料包扎，用胶布固定，每日换药 1 次，连续 3~5 天。可以健脾益气，缓解气血亏虚所致的眩晕。

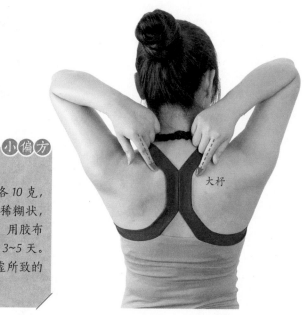

风门 防治感冒就找它

"风"，风邪；"门"，门户。古人认为此处是风邪出入的门户，凡胸中之热风需从此泻之，故名"风门"。

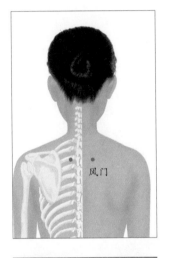

风门

精确定位
本穴位于背部第1胸椎棘突下，正中线旁开1.5寸处。

简易取穴
示指、中指并拢，越过肩伸向背部，将中指指腹置于大椎穴下第二个凹陷的中心，示指指尖所在的位置按之酸痛或酸麻即是风门穴。

● 主治病症
主治伤风、感冒、咳嗽、发热头痛、项强、胸背痛、支气管炎、肺炎、哮喘、百日咳、荨麻疹等。

● 同效不同穴
按揉大椎、太阳穴，按压风池穴，也能起到防治感冒的作用。

● 特效按摩
用食指指腹按揉风门穴36次，以有酸、麻、胀感为度，可防治感冒。

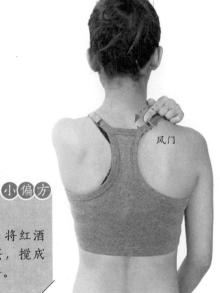

风门

小偏方

治感冒

鸡蛋酒。鸡蛋1个，红葡萄酒1小杯。将红酒倒入小锅内，放在文火上烘热，打入鸡蛋，搅成糊，烧沸即可，凉后饮用，调治感冒效果好。

肺俞 咳嗽哮喘，一按就好

"肺"，肺脏；"俞"，输注。本穴是肺气传输于后背体表的部位。

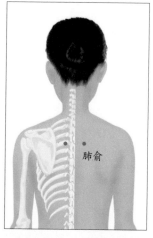

肺俞

精确定位
本穴位于上背部，第3胸椎棘突下，后正中线旁开1.5寸处。

简易取穴
低头，将食指和中指并拢伸向后颈部最凸起的椎体往下数3个凸起的骨性标志旁边，食指所在的位置即是肺俞穴。

● 主治病症
主治咳嗽、哮喘、胸满喘逆、酒糟鼻、耳聋、小儿感冒。

● 同效不同穴
按揉列缺、鱼际穴，也可调治咳喘。

● 特效按摩
用两手的拇指或食、中两指轻轻按揉肺俞穴，每次2分钟，可调治咳嗽、哮喘。

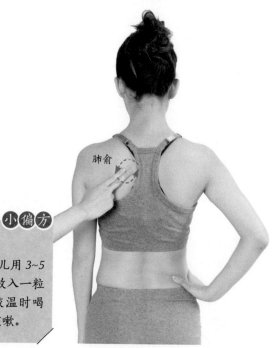

肺俞

小偏方

治咳嗽

蒸大蒜水。取大蒜7~10瓣（小儿用3~5瓣）拍碎，放进碗中，加半碗水，放入一粒冰糖，放入锅中蒸15分钟，蒜水较温时喝下，一天2~3次。此法适用于风寒咳嗽。

心俞 心绞痛的克星

"心"，心脏。"俞"，输注。本穴是心脏之气转输的重要之地，且具有调治心脏病的功能，故名"心俞"。

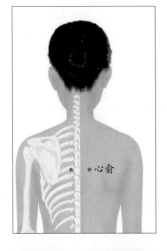

精确定位
在上背部，第5胸椎棘突下，后正中线旁开1.5寸处。

简易取穴
低头时颈部最凸起处，向下数第五个突起下，旁开1.5寸处就是心俞穴。

小偏方

治心绞痛

蜂蜜首乌丹参汤。蜂蜜50克，首乌、丹参各50克，先将两味中药水煎，去渣取汁，再调入蜂蜜拌匀，分2次服下。可调治心绞痛。

● 主治病症

主治胸背痛、心悸、失眠、健忘、呕吐。

● 同效不同穴

点压内关穴，按压膻中穴，也能起到缓解心绞痛的作用。

● 特效按摩

取俯卧位，四指并拢揉压心俞穴2~3分钟，可缓解心绞痛。

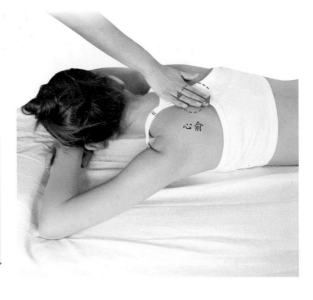

膈俞 止呃逆有奇效

"膈"，横膈；"俞"，输注。本穴是膈气转输于后背体表的部位。

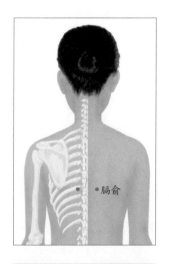

精确定位
在背部，第7胸椎棘突下，后正中线旁开1.5寸处。

简易取穴
取俯卧位，于第7胸椎棘突下旁开1.5寸取穴，约与肩胛下角相平。

主治病症
主治打嗝、咳血、便血、心痛、心悸、胸痛、胸闷、呕吐、荨麻疹。

同效不同穴
点压内关穴，也能起到止呃逆的作用。

特效按摩
用拇指指腹按揉膈俞穴，也可由他人代为按揉，每天饭前按揉3次，每次按揉200下，可防治呕吐和打嗝。

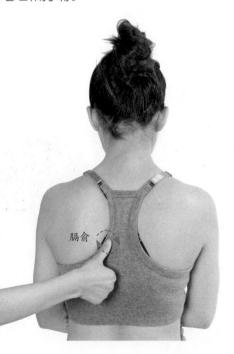

小偏方

治呕吐
生姜止呕方。生姜5片，醋250克，红糖50克，沸水冲泡10分钟，连续饮用，能有效缓解呕吐不适。

肝俞 祛色斑

"肝"，肝脏；"俞"，输注。本穴是肝气转输于后背体表的部位。

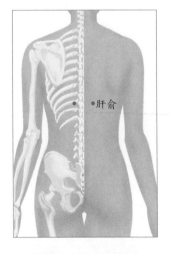

主治病症

主治面部色斑、黄疸、肝炎、目视不明、痛经、眩晕、腹泻。

同效不同穴

按揉血海、三阴交穴也可祛除色斑。

特效按摩

用拇指或食指指腹按压肝俞穴5秒钟后放松，重复5次。

精确定位
在背部，第9胸椎棘突下，后正中线旁开1.5寸处。

简易取穴
两侧肩胛骨下缘的连线与脊柱相交处为第7胸椎，往下数2个突起的骨性标志，其棘突之下，旁开二横指处即肝俞穴。

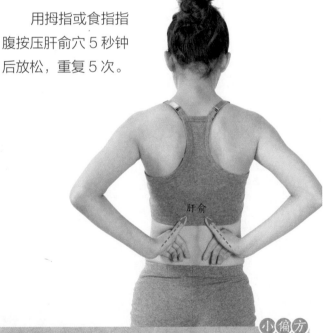

肝俞

小偏方

除色斑

番茄蜂蜜面膜。取适量番茄汁，加入适量蜂蜜和少许面粉调成膏状，涂于面部，20~30分钟后洗净。每周敷用2次，可改善脸部气色，祛斑美白。

脾俞 食欲不佳就按它

"脾"，脾脏。本穴为脾气输注之处，故名"脾俞"。

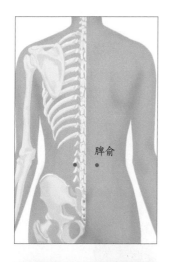

精确定位
在下背部，第11胸椎棘突下，后正中线旁开1.5寸处。

简易取穴
肚脐水平线与脊柱相交的椎体处，往上推3个椎体，其上缘旁开2横指处即是脾俞穴。

小偏方

治消化不良

冲服鸡内金。取鸡内金7个，晒干，放在瓦上烘焦，研末。将鸡内金末用热水冲服，早晚饭前各服用一次，分7天服完，可治消化不良。

● 主治病症

主治腹胀、黄疸、呕吐、食欲不振、胃溃疡、胃炎、胃下垂、泄泻、痢疾。

● 同效不同穴

按摩下脘、足三里、天枢穴也有调治消化不良的功效。

● 特效按摩

用拇指指腹适当用力按压脾俞穴3~5分钟，可解决消化不良、食欲不佳的问题。

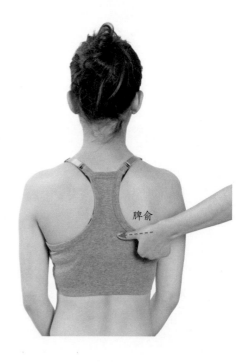

脾俞

胃俞 养胃和胃疗效好

"胃"，胃腑。本穴为胃气输注之处，是调治胃疾的重要穴位，故名"胃俞"。

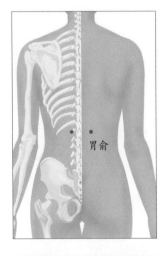

胃俞

精确定位
在下背部，第12胸椎棘突下，后正中线旁开1.5寸。

简易取穴
从背部中央稍下方，脊柱（第12胸椎）的两侧，旁开1.5寸。

小偏方

养胃

糯米红糖粥。糯米适量洗净，百合60克，红糖适量。将糯米与百合一同放入锅中，加水煮粥，粥熟后再加红糖调食。可经常食用，有很好的养胃功效。

● 主治病症

主治胃脘痛、胃下垂、胃痉挛、腹胀、肠鸣、泄泻、呕吐、消化不良、食欲不振、胃炎、胃溃疡、十二指肠溃疡、口腔炎、胰腺炎、糖尿病等。

● 同效不同穴

按摩中脘、梁丘穴，也有养胃的功效。

● 特效按摩

双手拇指同时用力按压或揉压左右两侧胃俞穴，可以和胃养胃。

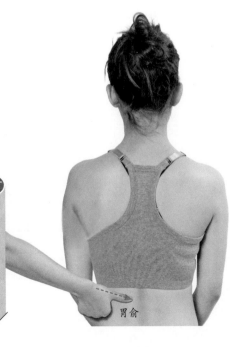

胃俞

三焦俞 缓解腰痛见奇效

"三焦"，三焦腑。本穴位于三焦之气输注处，是调治三焦疾患的重要穴位，故名"三焦俞"。

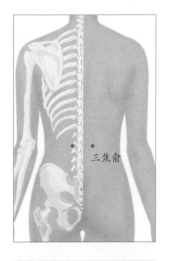

三焦俞

精确定位
在腰部，第1腰椎棘突下，后正中线旁开1.5寸。

简易取穴
肚脐水平线与脊柱相交椎体处，往上推1个椎体，其上缘旁开2横指处即是三焦俞。

小偏方

治腰痛

毛巾操。将长毛巾绕过后腰部，在腹部的地方交叉，双手握住毛巾两端，稍微用力往两侧拉去，至腰部有舒适感，可刺激腰部肌肉。

● 主治病症

主治水肿、小便不利、遗尿、腹水、肠鸣腹泻、腰痛等。

● 同效不同穴

按摩环跳、委中、腰眼穴也有缓解腰腿痛的功效。

● 特效按摩

常用两手手指指腹点揉按压三焦俞，每次3~5分钟，可以缓解腰痛，保护腰椎。

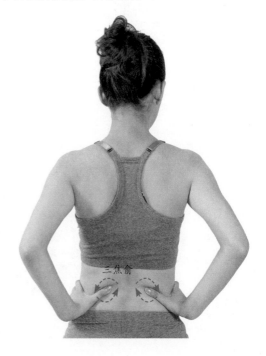

三焦俞

肾俞 使男人强壮起来

"肾"，肾脏。本穴为肾脏之气转输之处，是调治肾疾的重要穴位，故名"肾俞"。

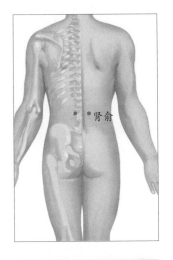

精确定位

本穴位于腰部第2腰椎棘突下，正中线旁开1.5寸处。

简易取穴

两侧肩胛骨下缘的连线与脊柱相交处为第7胸椎，往下数7个突起的骨性标志，在其棘突之下旁开1.5寸处即是肾俞穴。

● 主治病症

主治阳痿、遗尿、遗精、早泄、半身不遂、痛经、月经不调、不孕、子宫脱垂、耳鸣、耳聋、水肿、腰痛、腰膝酸软、肾炎、尿路感染等。

● 同效不同穴

按摩曲骨、会阳穴，也可滋补肾阳，调治阳痿。

● 特效按摩

两手搓热后，用手掌上下来回按摩肾俞穴50~60次，两侧同时或交替进行。

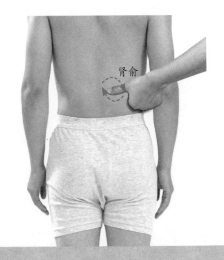

小偏方

治阳痿

枸杞大枣饮。枸杞10克，大枣3枚。将大枣用炉火或干锅焙焦，去核，和枸杞一同用开水冲泡，代茶饮用，有疏肝健脾，补肾壮阳的作用。

气海俞 提高性致，除腰痛

"气海"，关元之海；"俞"，输注。本穴前应气海，是元气转输于后背体表的部位。

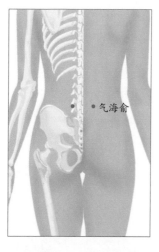

气海俞

● 主治病症

主治痛经、痔疮、腰痛、腿膝不利。

● 同效不同穴

按摩肾俞、命门穴，也可缓解腰痛。

● 特效按摩

两手掌叉住腰部，以拇指指端用力向下按压气海俞穴，可缓解腰腿疼痛。

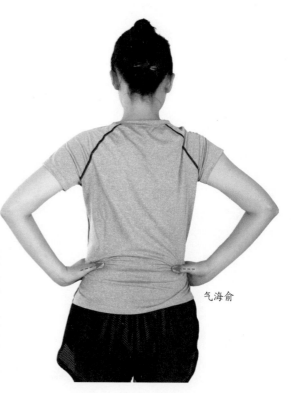

气海俞

精确定位

本穴位于腰部第3腰椎棘突下，后正中线旁开1.5寸处。

简易取穴

肚脐水平线与脊柱相交椎体处，往下推1个椎体，其下缘旁开2横指处即是气海俞穴。

小偏方

治腰痛

冬瓜皮酒。冬瓜皮30克，白酒适量。冬瓜皮洗净，炒灰存性，研为细末，备用。用白酒送服，每日1次，每次服用6克，3~5天为一疗程。可调治腰痛。

大肠俞 治便秘有奇效

"大肠"，大肠腑；"俞"，输注。本穴是大肠之气转输于后背体表的部位。

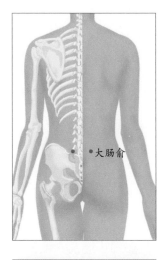

● 主治病症

主治便秘、腹痛、腹胀、痢疾、腰背疼痛。

● 同效不同穴

按摩气海、支沟穴，也能有效促进排便。

● 特效按摩

先同时按压两侧大肠俞穴 1 分钟，再仔细按摩左侧大肠俞穴 3 分钟，以有酸胀感为度。

精确定位

本穴位于腰部第 4 腰椎棘突下，后正中线旁开 1.5 寸处。

简易取穴

双手拇指按在两侧髋骨骨尖上，其余手指置于后背，两手中指与脊柱相交的点向左右两侧各量二横指即是大肠俞穴。

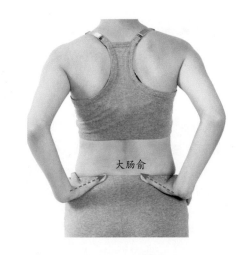

大肠俞

小偏方

治便秘

芦荟汁。取芦荟叶适量洗净、除刺、去皮，切成小块，放入料理机中打碎、过滤，然后将芦荟鲜汁装入瓶中，放入冰箱内贮藏。每次饭后取芦荟汁 3~5 克，加白砂糖服用。

小肠俞 通调二便

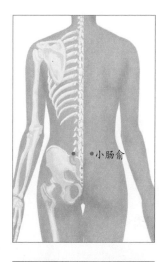

小肠俞

精确定位
本穴位于第1骶椎棘突下,督脉旁开1.5寸处,与第1骶后孔持平。

简易取穴
两侧髂嵴连线与脊柱支点,往下推2个椎体,旁开2横指处即是小肠俞。

● 主治病症

主治痢疾、便秘、遗尿、遗精、肠炎、盆腔炎、子宫内膜炎、骶髂关节炎、痔疮。

● 同效不同穴

按摩天枢、足三里、关元穴,对调治便秘、痢疾有效。

● 特效按摩

双手叉住腰部,用拇指指腹对小肠俞穴位进行按压,可通调二便。

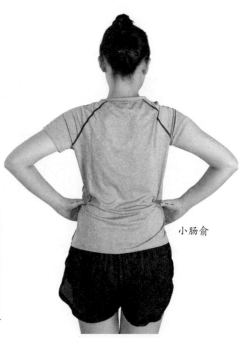

小肠俞

小偏方

治痢疾

取30克石榴皮,3朵白扁豆花,水煎过滤取汁,代茶频饮,有健脾利湿、涩肠止泻的功效,可用于治疗痢疾。

膀胱俞 调理尿频

"膀胱"，膀胱腑。本穴内应膀胱，为膀胱之气输注处，故名"膀胱俞"，是治疗膀胱疾患的重要穴位。

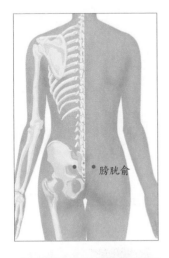

精确定位
本穴位于骶棘肌起部和臀大肌起部之间，第2骶椎棘突下，正中线旁开1.5寸处。

简易取穴
两侧髂嵴连线与脊柱交点，往下推3个椎体，旁开2横指处即是膀胱俞。

小偏方

治小儿遗尿

核桃蜂蜜。取核桃肉100克，蜂蜜15克。将核桃肉清理干净，放入锅内干炒，待核桃肉发焦时，即可盛出。晾凉后，蘸蜂蜜喂小儿食用。

● 主治病症

主治小儿遗尿、尿失禁、尿频、小便赤涩、夜尿症、遗精、膀胱炎、膀胱结石、坐骨神经痛。

● 同效不同穴

按摩三阴交、太溪穴，也可以调理小儿遗尿。

● 特效按摩

双手大拇指指腹分别按揉两侧的膀胱俞穴（可请他人代为按揉），按揉手法要均匀、柔和、渗透，以局部有酸痛感为佳，每次按揉2~3分钟。

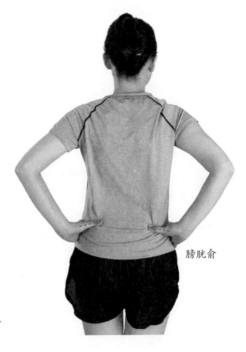

膀胱俞

委阳 治疗慢性肾炎

"委"，弯曲；"阳"，阴阳之阳。外属阳，穴在腘窝横纹委中外侧。

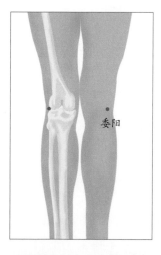

● 主治病症

主治慢性肾炎、小便淋沥、便秘、腰背部疼痛。

● 同效不同穴

按摩肾俞、委中穴，也可以调理慢性肾炎。

● 特效按摩

以手指指腹用力按压委阳1~2分钟，可调治慢性肾炎。

精确定位

在膝部腘横纹上，股二头肌腱内侧缘。

简易取穴

在膝盖后面凹陷中央的腘横纹外侧端，股二头肌腱内侧即为委阳穴。

治慢性肾炎

花生蚕豆汤。取花生米120克，蚕豆200克，红糖50克。锅内加水3碗，将花生米和蚕豆用微火煮，水呈棕红色浑浊时可服，服用时加适量红糖。日服2次。

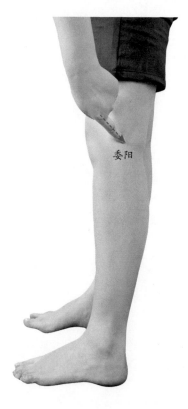

委阳

委中 擅治坐骨神经痛

"委"，弯曲，这里指膝弯部。"中"，正中。本穴位于足膝弯曲部位的正中，故名"委中"。

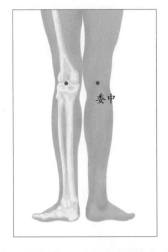

精确定位
在膝后部，腘横纹中点处。

简易取穴
膝盖后面凹陷中央的腘横纹中点就是委中穴。

● 主治病症
主治膝关节炎、腰脊痛、坐骨神经痛、半身不遂、皮肤瘙痒、发热。

● 同效不同穴
按摩环跳、肾俞穴，也可有效缓解坐骨神经痛。

● 特效按摩
用拇指和食指指腹用力向内揉按委中1~3分钟，以稍感酸痛为度，能够改善坐骨神经痛的症状。

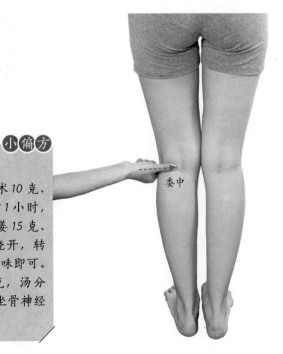

小偏方

治坐骨神经痛

白术附子羊肉汤。将白术10克、熟附片15克加100毫升水煮1小时，然后加入羊肉块300克、姜15克、葱15克和适量清水，大火烧开，转小火炖50分钟，最后加盐调味即可。每日1次，每次吃羊肉50克，汤分两次服完。对受凉后引起的坐骨神经痛有较好疗效。

膏肓 调治咳喘要穴

"膏"，膏脂；"肓"，肓膜。古人称心下部位为"膏"，心下膈上为"肓"。本穴位于肺之魄户与心之神堂之间，是膏脂肓膜之气转输之地。

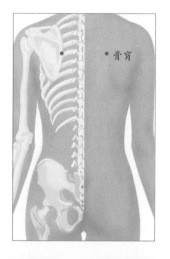

精确定位

本穴位于背部，第4胸椎棘突下，旁开3寸处。

简易取穴

低头屈颈，颈背交界处椎骨高突向下推4个椎体，其下缘旁开4横指处即是膏肓穴。

治哮喘

南瓜1个（500克左右），蜂蜜90克，冰糖60克。南瓜顶上开口，挖去瓤，将冰糖、蜂蜜装入，盖上盖，蒸1小时取出南瓜，将南瓜和蜂蜜一起食用，可治疗哮喘。

● 主治病症

主治肺痨、咳嗽、气喘、盗汗、健忘、遗精。

● 同效不同穴

按摩中府、云门穴，也可以调治咳嗽、气喘。

● 特效按摩

通常取俯卧位，由他人以手指指腹按压膏肓穴，以感酸胀为度，可调治咳嗽、气喘。

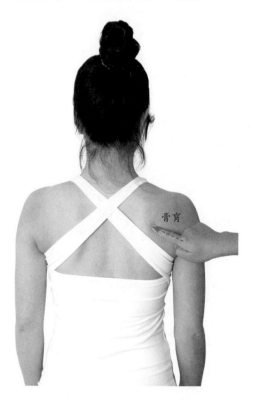

家庭按摩取穴定位速查一本就够

108

志室 缓解疲劳要穴

"志"，意志；"室"，房室。肾藏志，穴与肾俞平列，如肾气聚集之房室故得名。

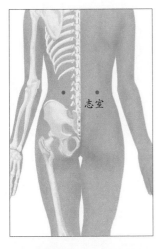

● 主治病症

主治疲劳综合征、腰脊强痛、小便不利、阴痛、水肿。

● 同效不同穴

按揉涌泉穴，也可以缓解疲劳。

● 特效按摩

站立，双手叉腰，两手拇指指端按住穴位，力度适中，按压或揉压志室穴 3~5 分钟，可缓解疲劳。

精确定位
本穴位于腰部，第 2 腰椎棘突下，后正中线旁开 3 寸处。

简易取穴
先确定第十二胸椎，依次往下数至第二腰椎，在其棘突下旁开 3 寸处即是志室穴。

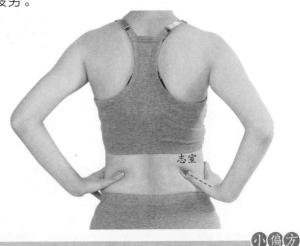

小偏方

缓解疲劳

腹部练习。挺直在座椅上坐好，身体的重量平均分摊在两只脚上，不要让骨盆倾斜或是背部向前倾，将右脚抬高离开地面，让大腿尽量贴近胸部，直到感觉腹部肌肉紧张为止。停顿一下，然后将右腿放下，再练习左腿，重复 8 次，可缓解疲劳。

PART **7** 足太阳膀胱经

承山 痔疮克星

"承",承受;"山",山巅。腓肠肌之二肌腹高突如山,穴在其下,有承受之势。

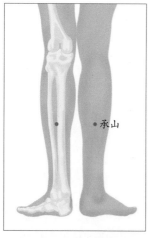

承山

精确定位

在小腿后侧,腓肠肌两肌腹与肌腱交角处。

简易取穴

小腿用力,在小腿后面正中,有个明显的肌肉分界点,呈人字形,其中央凹陷处即是承山穴。

● 主治病症

主治痔疮、便秘、腰背疼、腿抽筋、下肢瘫痪。

● 同效不同穴

按揉孔最、长强穴也可调治痔疮。

● 特效按摩

用拇指或食指强力旋转按压承山穴1分钟,停30秒钟再按压1分钟,反复进行,以有酸、麻、胀感为度。

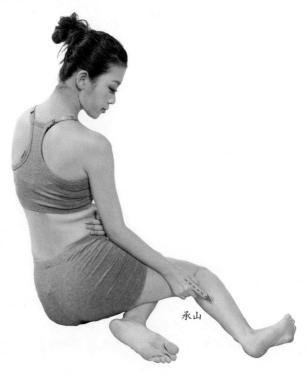

承山

小偏方

治痔疮

圆球摩腹。用按摩球或圆形小球(高尔夫球、网球等)轻轻在腹部画圈,可以促进肠蠕动,减轻肛管皮肤下静脉丛的压力,从而缓解痔疮痛苦。

昆仑 踝关节扭伤就按它

"昆仑"，原为山名，这里形容外踝高突如山。本穴位在外踝骨高点后方，故名"昆仑"。

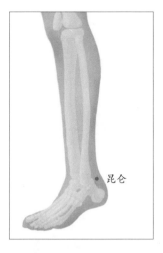

精确定位
在踝部，外踝尖与跟腱之间的凹陷中。

简易取穴
脚背、脚和小腿连接处，外踝尖和跟腱（脚后跟往上，足踝部粗大的肌腱）之间的凹陷处即是昆仑穴。

● 主治病症
主治腰骶疼痛、外踝部红肿、足部生疮。

● 同效不同穴
按摩承山、太溪穴，也可缓解因踝关节扭伤造成的疼痛。

● 特效按摩
手指指腹放在昆仑穴上强压6秒后放松，重复10次，可缓解踝关节扭伤所致的疼痛。

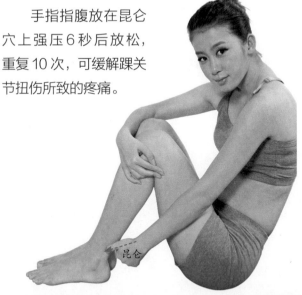

小偏方

治踝关节扭伤

外敷。急性期24小时内将踝部浸泡冷水中，或用冷毛巾敷患处，每次10~20分钟，6小时一次，能够收缩血管，消肿止痛。24小时之后需要热敷，以加快局部血液循环，促进组织间隙的渗出液尽快吸收，从而减轻疼痛。

京骨 头痛眩晕的克星

"京"，指人工筑起的高丘或圆形的大谷仓。"骨"，水。膀胱经的湿冷水气在此聚集，本穴如同储存谷物的大仓，故名"京骨"。

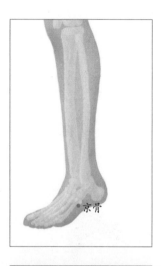

京骨

● 主治病症

主治癫痫、头痛、项强、腰痛、目翳等。

● 同效不同穴

按揉百会、大杼穴，也可调治头痛、眩晕。

● 特效按摩

用拇指指端轻轻掐揉京骨穴，以有酸痛感为宜，可治疗头痛、眩晕、鼻塞。

精确定位
本穴位于足背外侧，第5跖骨粗隆下，赤白肉际处。

简易取穴
沿小趾长骨往后推，可摸到一凸起，下方皮肤颜色深浅交界处即是京骨穴。

小偏方

治眩晕

菊花药枕。菊花有清热解毒，明目的功效，可缓解头晕、头痛、耳鸣目眩。将菊花做成药枕，对肝阳火盛引致的眩晕、失眠者有一定帮助。

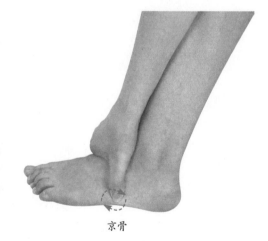

京骨

至阴 纠正胎位第一穴

"至"，到达；"阴"，这里指足少阴肾经。本穴为足太阳膀胱经脉气行走的终止处，并在此与足少阴经相接，故名"至阴"。

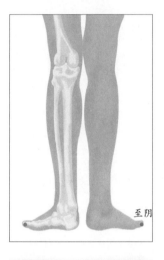

至阴

主治病症

主治头痛、鼻塞、遗精、胎位不正、难产。

同效不同穴

揉按隐白、三阴交穴，也可有效纠正胎位。

特效按摩

用拇指指尖垂直按压至阴穴，每天坚持 5~10 分钟，对于纠正胎位不正有很好的功效。

精确定位
在足趾，小趾末节外侧，趾甲根角侧后方 0.1 寸。

简易取穴
足小趾外侧，趾甲外侧缘与下缘各作一垂线，其交点处即是至阴穴。

小偏方

治胎位不正

姜泥外敷。取新鲜老姜捣烂成泥状，于睡前敷贴于双侧至阴穴，用塑料袋裹好，防止干燥，每晚更换1次，7 日为一疗程。

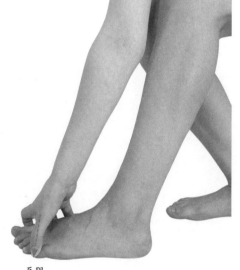

至阴

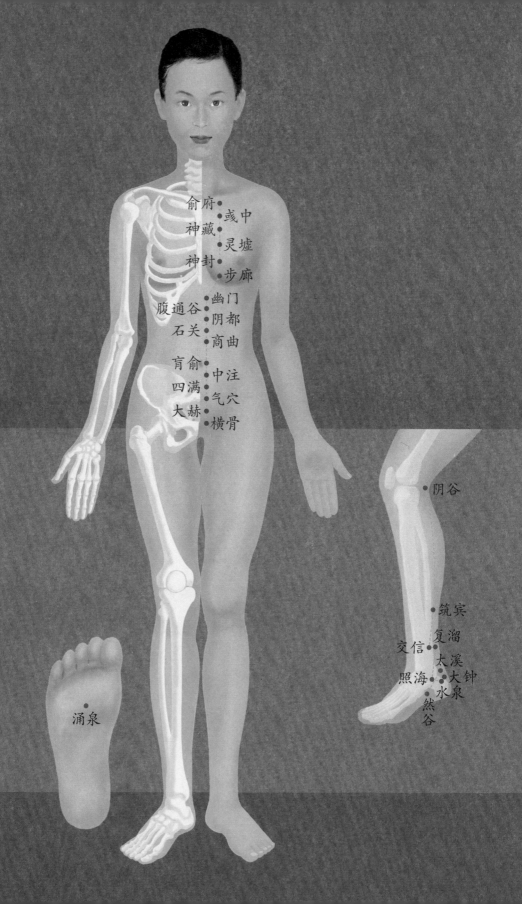

俞府
神藏
神封
腹通谷
石关
肓俞
四满
大赫

或中
灵墟
步廊
幽门
阴都
商曲
中注
气穴
横骨

阴谷

筑宾
复溜
交信
太溪
大钟
照海
水泉
然谷

涌泉

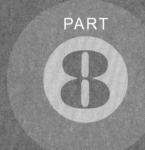

足少阴肾经

主治：肾、肺、咽喉、妇科疾病

经脉走向： 足少阴肾经起于足小趾下，斜走足心，出于舟骨粗隆下，沿内踝后转入足跟，再由此上行于小腿后内侧，出腘窝内侧，沿股内侧后缘向上，通向脊柱，属肾，联络膀胱。肾脏部直行的经脉从肾向上直行，通过肝和横膈，进入肺中，沿喉咙挟于舌根部。肺部支脉从肺部出来，联络心脏，流注于胸中，与手厥阴心包经相接。

主治病症： 本经腧穴主要调治妇科病，肾、肺、咽喉病及经脉循行部位的其他病症，如咯血、气喘、舌干、咽喉肿痛、水肿、便秘、泄泻、腰痛、疲劳、月经不调、带下、膀胱炎等。

按摩时间： 最佳时间是下午5~7点，次选时间是上午11点~下午1点。

按摩方法： 肾经位于人体上身内侧，以及腿部内侧和脚底的涌泉穴。休息时用手掌或按摩槌等工具对肾经循行路线上的穴位做拍打刺激，每次拍打5~10分钟即可。

涌泉 常用急救穴

"涌"，指水涌出；"泉"，泉水。本穴为足少阴肾经脉气的起源，是人体最低位置，可视为"地"，肾经脉气由此发出，犹如地下涌出泉水。

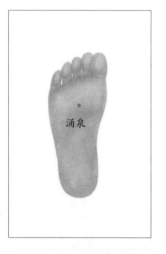

涌泉

精确定位

本穴位于足底第 2、3 跖骨之间，足底前、中 1/3 交界处，足趾跖屈时呈凹陷处，即足心前凹陷中。

简易取穴

抬起脚，脚趾弯曲，足底最凹陷处即是涌泉穴。

主治病症

主治头项痛、头晕、眼花、咽喉痛、舌干、失音、小便不利、便秘、小儿惊风、足心热、昏厥、癫痫。

同效不同穴

揉按内关穴、掐按人中穴，也可救治突发昏厥。

特效按摩

用拇指指腹推擦涌泉穴 1~3 分钟，至发热为止，对突发昏厥者有急救功效。

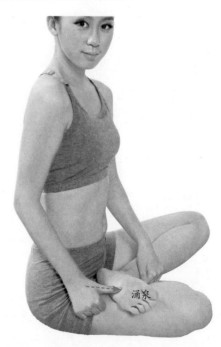

涌泉

小偏方

治昏厥

姜蒜韭汁饮。生姜、大蒜、韭菜各适量。姜蒜去皮洗净，韭菜洗净，然后一起捣烂，取汁液，灌服，适用于突发昏厥，不省人事者。

然谷 降血糖

"然"，然骨；"谷"，山谷。穴在然骨（足舟骨粗隆）下陷中，如居山谷。

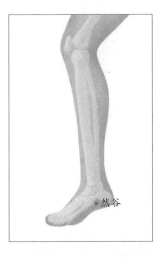

然谷

精确定位
在足内侧，足舟骨粗隆下方，赤白肉际处。

简易取穴
在脚的内侧缘，足舟骨隆起下方，皮肤颜色深浅交界处即是然谷穴。

小偏方

治糖尿病

牙签或钥匙按压穴位。用绑起来的一束牙签或钥匙刺激然谷穴，能取得最佳按摩效果。

● 主治病症

主治糖尿病、咽喉疼痛、月经不调、胸胁胀满、阳痿。

● 同效不同穴

按揉脾俞、地机穴也可调治糖尿病。

● 特效按摩

用拇指或食指用力按压然谷穴，当感觉有酸胀感时松开，再按下去，再松开，如此反复10~20次，可以降血糖。

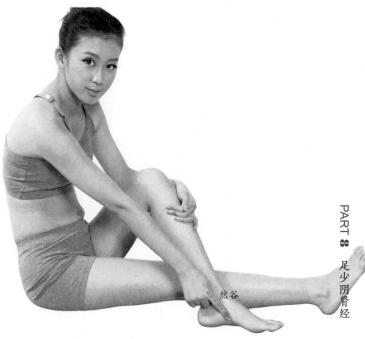

然谷

太溪 补肾壮阳，治闭经

"太"，大。"溪"，沟溪。本穴为气血所注之处，足少阴肾经脉气处于涌泉，至以聚留而成大溪，故名"太溪"。

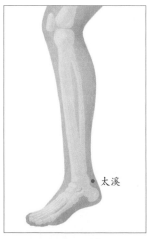

太溪

精确定位

内踝尖和跟腱（脚后跟往上，足踝后部粗大的肌腱）之间的凹陷处即是太溪。

简易取穴

坐位垂足，由足内踝向后推至与跟腱之间的凹陷处即是太溪穴。

主治病症

主治早泄、闭经、失眠、扁桃体炎、慢性咽炎、冠心病。

同效不同穴

按摩关元、足三里穴，也可调治闭经、早泄。

特效按摩

用对侧手的拇指或食指指腹按揉太溪穴 3 分钟，力量柔和，以有酸胀感为度。

小偏方

治早泄

肾气丸。附子、肉桂各 6 克，熟地黄、山茱萸肉各 9 克，茯苓 10 克，泽泻、山药各 12 克，牡丹皮 10 克。水煎服，日服 1 剂，分 2 次服，适用于肾气不足引起的早泄。

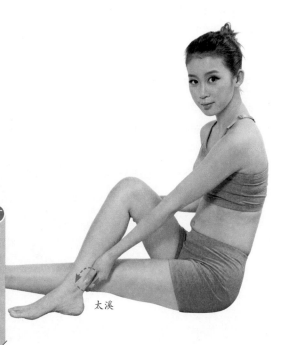

太溪

照海 掐按照海，告别失眠

"照"，光照，照临。"海"，海洋。本穴可视为光照肾阳的"真阳"，肾经行至人体脚内踝时，所有脉气都归聚于此，精旺如海，故名"照海"。

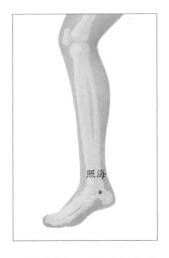

照海

精确定位
本穴位于足内侧，内踝下缘凹陷中。

简易取穴
坐位垂足，由内踝尖垂直向下推，至下缘凹陷处，按压有酸痛感处即是照海穴。

● 主治病症
主治失眠、咽喉肿痛、气喘、便秘、月经不调、遗精。

● 同效不同穴
按摩失眠穴，也可调治失眠。

● 特效按摩
闭口，用拇指指腹点揉照海穴 3~5 分钟，至喉咙有津液出现。

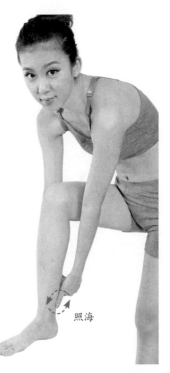

照海

治失眠
桑葚汤。取桑葚干品 40 克或鲜品 80 克，煎水 250 毫升。一次或分几次服，每日 1 剂，连服 5 剂为一个疗程。顽固性失眠者，一般需连服 2~3 个疗程。适用于神经衰弱导致的失眠。

复溜 主治盗汗和自汗

"复",同"伏",深伏;"溜",流动。穴居照海之上,在此指经气至"海"入而复出并继续溜注。

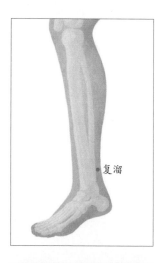

复溜

精确定位
本穴位于小腿内侧太溪穴直上2寸处。

简易取穴
先找到太溪,直上量3横指,跟腱前缘处,按压有酸胀感处即是复溜穴。

● 主治病症
主治盗汗、自汗、水肿、腹胀、腰脊强痛。

● 同效不同穴
按摩后溪、阴郄穴,也可治盗汗。

● 特效按摩
用拇指指腹由上往下推按复溜1~3分钟,可缓解盗汗、自汗、四肢乏力等症状。

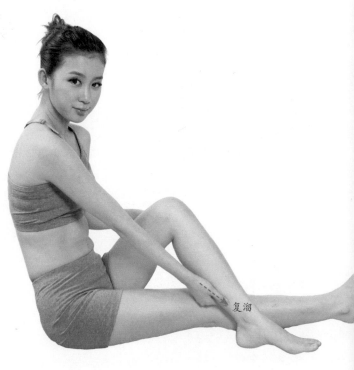

复溜

小偏方
治盗汗
荔枝红枣饮。荔枝7枚,红枣10枚,用水煎服,每天喝2次。

筑宾 治痛风好帮手

"筑"，强健；"宾"，同"膑"，泛指膝和小腿。穴在小腿内侧，有使腿膝强健的作用。

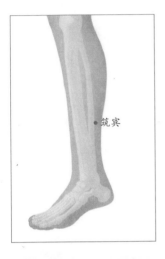

筑宾

小偏方

治痛风

盐水泡浴。每天临睡前用暖水加浴盐泡澡15~20分钟，可促进关节血液循环，加速尿酸的排泄，减少尿酸沉积。

● 主治病症

主治痛风、脚软无力、腓肠肌痉挛、肾炎、膀胱炎。

● 同效不同穴

按揉昆仑、太溪穴也可调治痛风。

● 特效按摩

用大拇指或食指指腹由下向上推按两侧筑宾穴各1~3分钟，可治痛风。

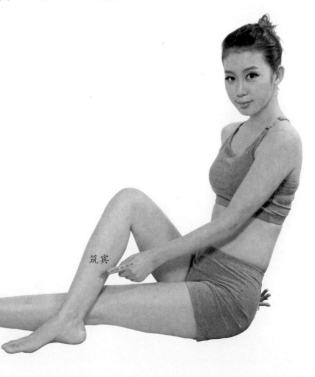

筑宾

横骨 调治女性盆腔炎

"横骨"，为耻骨之古称。穴在横骨上缘上方。

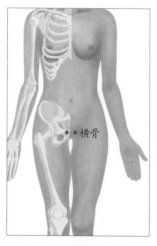

主治病症

主治尿道炎、睾丸炎、盆腔炎、附件炎、尿潴留、遗尿、遗精、阳痿、闭经、月经不调。

同效不同穴

按摩肾俞、关元穴，也可调治盆腔炎。

特效按摩

用拇指指腹从上向下推按横骨3~5分钟，可治疗女性盆腔炎。

精确定位
本穴位于下腹部，脐中下5寸，前正中线旁开0.5寸。

简易取穴
先找到耻骨联合的上缘，旁开半横指处即是横骨穴。

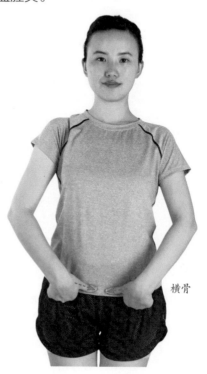

横骨

小偏方

治盆腔炎

金荞麦45克，土茯苓30克，败酱草25克，水煎内服，每日2次，每天1剂。有清热解毒、调治慢性盆腔炎的功效。

大赫 调理男性遗精

"大"，大小之大；"赫"，显赫。显赫有盛大之意。本穴为足少阴冲脉之会，乃下焦元气充盛之处。

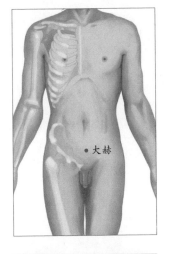

●大赫

精确定位
本穴位于下腹部，脐下4寸，前正中线旁开0.5寸处。

简易取穴
仰卧，先找到横骨，向上1横指处即是大赫穴。

小偏方

治遗精

淮山煮米酒。淮山药60克，米酒少许，淮山药研末加适量水，煮熟后调入米酒1~2汤匙，温服，坚持服用5~7天，可治肾虚引起的遗精。

● 主治病症

主治遗精、阳痿、早泄、带下、子宫脱垂、性冷淡等病。经常按摩此穴对生殖系统的疾病有较好疗效。

● 同效不同穴

按摩命门、肾俞、关元穴，也可调治遗精。

● 特效按摩

用双手食指指腹以较为缓慢的速度按揉大赫穴，每次3~5分钟，可有效治疗生殖、泌尿系统疾病。

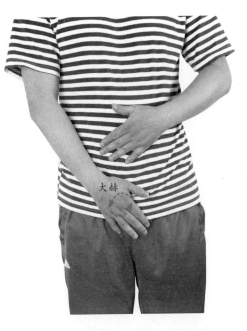

大赫

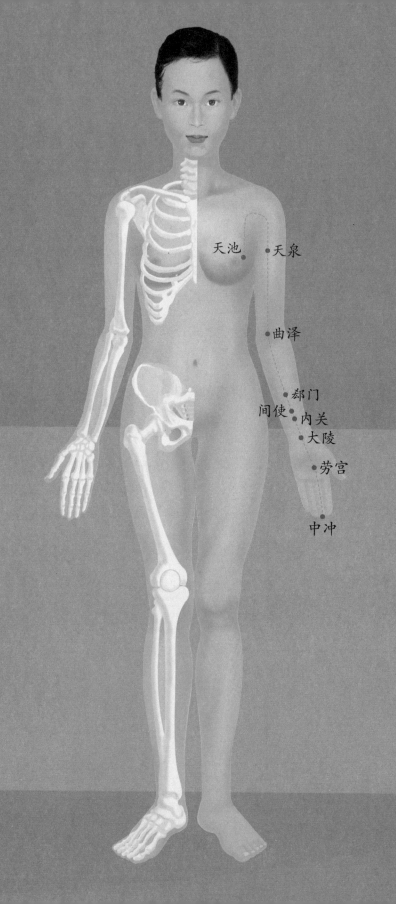

天池 ● 天泉

● 曲泽

● 郄门
间使 ● ● 内关
● 大陵
● 劳宫

● 中冲

手厥阴心包经

主治：心血管、神经系统疾病

经脉走向： 手厥阴心包经起于胸中，出属心包络，向下通过横膈，从胸至腹依次联络上、中、下三焦。胸部支脉沿着胸中，出于胁部，至腋下3寸处，再上行到腋窝中，沿上臂内侧，向下行至前臂两筋即掌长肌腱与桡侧腕屈肌腱的中间，进入掌中，沿着中指到指端。掌中支脉从劳宫分出，沿着无名指到指端，与手少阳三焦经相接。

主治病症： 本经腧穴主要调治心血管系统、神经系统和本经所经过部位的病症，如心痛、心悸、心胸烦闷、癫狂、呕吐、热病、疮病及肘臂挛痛等。

按摩时间： 最佳时间是晚上7~9点。

按摩方法： 心包经位于人体手臂内侧并包括胸部的天池穴。适宜晚饭后散步时轻轻拍打心包经穴位，注意拍打力度，至潮红为宜，每次3~5分钟即可。

天池 乳腺增生的克星

"天"，指高位。"池"，水聚处。本穴位于胸部乳头旁，而乳头为人体体表的高地势处，又为泌乳之处，故名"天池"。

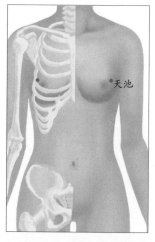

天池

精确定位
在胸部，第4肋间隙，前正中线旁开5寸。

简易取穴
仰卧，自乳头沿水平线向外侧旁开1横指，按压有酸胀感处即是天池穴。

主治病症
主治咳嗽、气喘、胸闷、胸肋疼痛、腋下肿痛、心绞痛、胸膈烦满、乳汁分泌不足、乳腺炎。

同效不同穴
按揉膻中、肩井穴，也可调治乳腺增生。

特效按摩
用食指指腹垂直下压揉按天池，持续3~5分钟为宜，可治疗乳腺增生、乳腺炎等疾病。

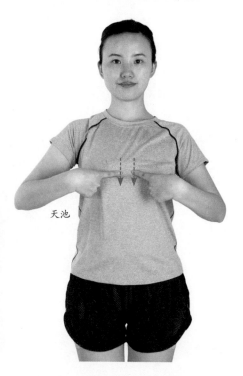

天池

小偏方

治乳腺增生
海带生菜汤。海带、生菜各100克，姜、葱、香油等各适量。将姜、葱、海带放清水中煲30分钟，起锅前放入生菜、香油，用盐调味即可。每周食用1~2次，有清热散结，消除乳腺隐患的作用。

曲泽 心脏救护用穴

"曲"，指屈曲；"泽"，水之归聚处。因穴在肘横纹上，肱二头肌腱尺侧缘凹陷中，微屈其肘始得其穴。

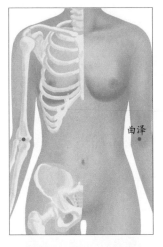

曲泽

精确定位

在肘前区，肘横纹上，肱二头肌腱的尺侧缘凹陷中。

简易取穴

伸臂向前，仰掌，掌心向上，肘关节弯曲约呈120°时，肘窝处可摸取一绷起的大筋，大筋内侧缘即是曲泽穴。

● 主治病症

主治心绞痛、风湿性心脏病、心肌炎、急性胃肠炎、支气管炎。

● 同效不同穴

按揉心俞、内关、膻中穴，也可调治心绞痛。

● 特效按摩

正坐伸肘，掌心向上，肘关节约呈120°，另一只手轻握肘尖，四指在外，大拇指弯曲，用指尖垂直按压曲泽穴，以有酸麻胀痛之感为度，双手交替按压，早晚各一次，每次1~3分钟。

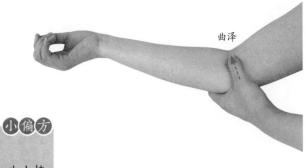

曲泽

（小偏方）

治心绞痛

菊花山楂饮。菊花5克，生山楂片、草决明各15克，放入保温杯中，用沸水冲泡，浸泡30分钟，代茶饮用。连服数天，对调治心绞痛有效。

PART 9 手厥阴心包经

127

间使 缓解抑郁情绪

"间"，间隙；"使"，臣使。穴属心包经，位于两筋之间隙，心包为臣使之官，因此而得名。

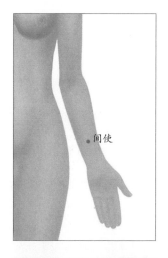

精确定位
在前臂前区，腕掌侧远端横纹上3寸，掌长肌腱与桡侧腕屈肌腱之间。

简易取穴
微屈腕握拳，从腕横纹向上量4横指，两条索状筋之间即是间使穴。

主治病症

主治抑郁症、心绞痛、风湿性心脏病、心肌炎、急性肠胃炎、支气管炎。

同效不同穴

按揉心俞、气海穴，也可调治抑郁。

特效按摩

正坐伸肘，以拇指指端按压对侧手臂的间使穴，以有酸痛感为佳，左右手交替按压，早晚各1次。

间使

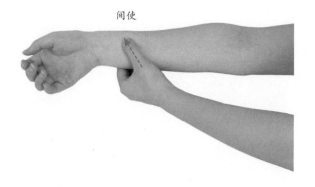

小偏方
缓解抑郁

新鲜橙果或橙果制品。取新鲜橙子2个，生吃、干吃或榨汁饮服均可，具有健脑益脑的功效，适用于抑郁症患者。

大陵 去除口臭和牙肿

"大"，高大。"陵"，丘陵。本穴在腕骨隆起处后方，其隆起处似高大的丘陵，故名"大陵"。

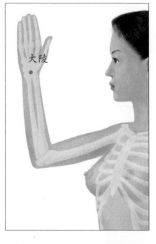

大陵

精确定位
在腕前区，腕掌侧远端横纹中，掌长肌腱与桡侧腕屈肌腱之间。

简易取穴
在手掌与手臂连接处，靠近手掌的横纹，即为腕横纹，大陵穴在腕横纹的中点处。

小偏方

治口臭

叩齿法。闭唇，轻轻叩齿100~300次，其间可有唾液增多现象，小口缓慢咽下，每日2~3次，此法不但能够祛除口臭，对其他口腔疾病也有疗效。

主治病症

主治口臭、牙肿、身热、头痛、肾虚、失眠、扁桃体炎、咽炎。

同效不同穴

揉按太冲穴，也可调治口臭。

特效按摩

用左手拇指的指尖垂直掐按右手的大陵穴，再用右手拇指尖垂直掐按左手的大陵穴。每天早晚两侧各掐按1~3分钟，左右交换，可治疗牙肿、口臭、身热、头痛等症状。

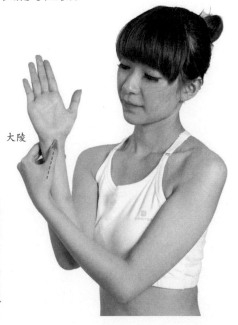

大陵

内关 保护心神

"内"，内外之内；"关"，关隘。穴在前臂内侧要处，犹如关隘。

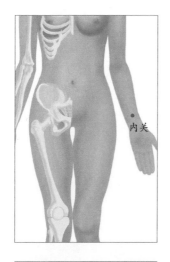

内关

精确定位

在前臂前区，腕掌侧横纹上三指宽处，掌长肌腱与桡侧腕屈肌腱之间。

简易取穴

微屈腕握拳，从腕横纹向上量3横指，两条索状筋之间即是内关穴。

● 主治病症

主治心痛、心悸、失眠、癫痫、胃痛、呕吐、打嗝、多汗、哮喘、高血压、低血压、冠心病。

● 同效不同穴

按摩外关、膻中穴，也可调治胸闷症状。

● 特效按摩

用一只手的拇指，稍用力向下点压对侧手臂的内关穴后，保持压力不变，继而旋转揉动，每次按揉20~30次，有缓解胸闷、保护心神的作用。

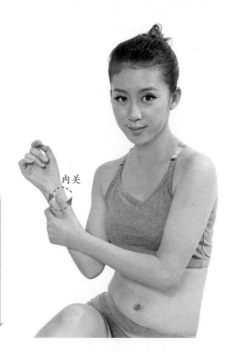

内关

小偏方

防治胸闷

大豆玉米百合粥。将玉米渣80克、百合20克洗净，与泡胀的大豆40克一起放入锅内，加适量水，水开后调文火煲20分钟，加入调料即可。玉米大豆保心，百合益肺，能够防治胸闷。

劳宫 泄热治口疮

"劳"，劳动；"宫"，中央。手司劳动，劳指手。穴在手掌部的中央。

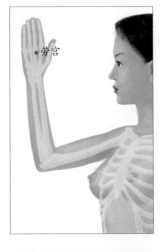

精确定位
在掌区，横平第3掌指关节近端，第2、第3掌骨之间偏于第3掌骨。

简易取穴
握拳屈指，中指尖所指掌心处，按压有酸痛感处即是劳宫穴。

● 主治病症
主治口腔炎症、口疮、心痛、胃痛、呕吐、小儿惊厥、痫症。

● 同效不同穴
揉按内庭、合谷穴，也可调治口舌生疮。

● 特效按摩
伸臂仰掌，手掌自然微屈，掌心向上，用另一手四指握住手背，拇指弯曲，以指端垂直按压劳宫穴，左右手交替，早晚各1次，每次2~3分钟。

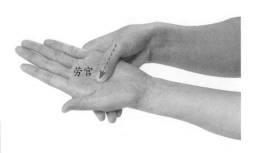

小偏方

治口舌生疮

口含冰糖。长口疮时，在口里含几块冰糖，对口舌生疮有不错的疗效。煮核桃壳。每天取核桃壳10只左右，用水煎汤口服，一日3次，连续3天，就可调治口舌生疮。

PART **9** 手厥阴心包经

131

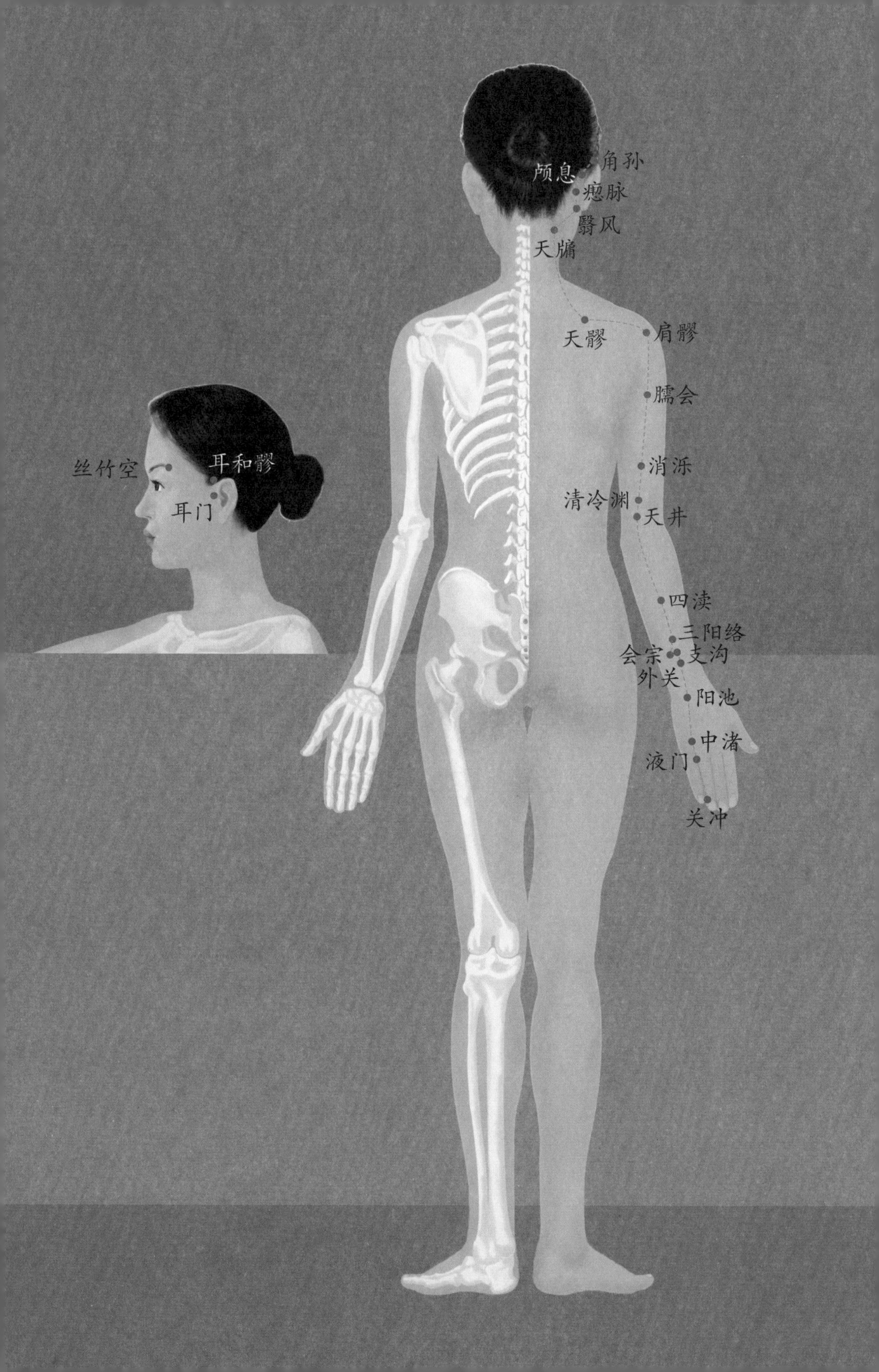

颅息 角孙
瘛脉
翳风
天牖

丝竹空 耳和髎
耳门

天髎 肩髎
臑会
消泺
清冷渊 天井

四渎
三阳络
会宗 支沟
外关 阳池
中渚
液门
关冲

PART

10

手少阳三焦经

主治：热病、头面五官等疾病

经脉走向： 手少阳三焦经起于无名指末端，向上行于小指与无名指之间，沿手背向上循行，出于前臂外侧桡骨和尺骨之间，向上通过肘尖，沿上臂外侧至肩部，交出足少阳经的后面，向上进入缺盆部，分布于胸中，散络于心包，向下通过横膈，从胸至腹，属上、中、下三焦。胸部支脉从胸上行，出于缺盆部，上走颈外侧，从耳下绕到耳后，经耳上角，然后屈曲向下到面颊，直达眼眶下部。耳部支脉从耳后进入耳中，出走耳前，与前脉交叉于面颊部，到达外眼角，与足少阳胆经相接。

主治病症： 本经腧穴主要调治热病、头面五官病症和本经经脉所过部位的病症，如头痛、耳聋、耳鸣、目赤肿痛、颊肿、水肿、小便不利、遗尿以及肩臂外侧疼痛等。

按摩时间： 最佳时间是晚上 9~11 点。

按摩方法： 三焦经集中于人体头部、颈部以及手臂外侧。入睡前轻轻拍打三焦经循行路线 3~5 分钟即可，注意拍打力度。

外关 去火，消目痛

"外"，内外之外；"关"，关隘。穴在前臂外侧要处，犹如关隘。

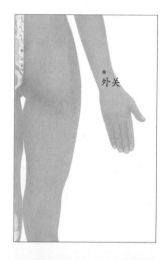

外关

精确定位
在前臂背侧，腕背侧横纹上三指宽处，尺骨与桡骨间隙中点。

简易取穴
抬臂俯掌，掌腕背横纹中点直上3横指，前臂两骨头之间的凹陷处即是外关穴。

主治病症

主治目赤肿痛、耳鸣、耳聋、鼻衄、牙痛、急性腰扭伤、腹痛便秘、感冒、偏头痛、高血压、上肢关节炎等。

同效不同穴

按压承泣、睛明穴，也可缓解目赤肿痛。

特效按摩

用拇指点揉外关，力量从轻到重，以穴位下有酸胀感为度，可以调治目赤肿痛、耳鸣等。

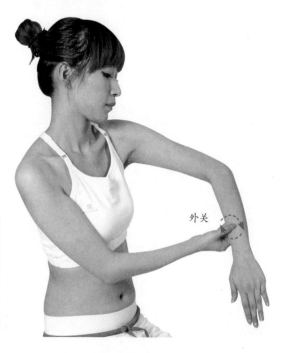

外关

小偏方

治目赤肿痛

滴眼法。可以使用人工泪液或1%甲基纤维素生理盐水反复滴眼，在睡前用滴眼药来保护眼睛。

支沟 排毒素，治便秘

"支"，通"肢"，指上肢。"沟"，指沟渠。本穴所在的前臂背侧尺桡两骨间狭长凹陷如沟，也喻脉气运行如水行沟渠，故名"支沟"。

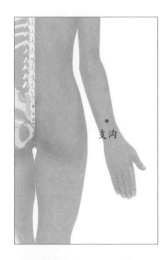

精确定位

在前臂背侧，尺骨与桡骨之间，腕背横纹上3寸处。

简易取穴

除拇指外的四指并拢，小指置于手背腕横纹的中点，食指指尖所至的两骨之间的凹陷处即是支沟穴。

● 主治病症

主治便秘、耳鸣、耳聋、呕吐、热病、胁肋痛、肩背酸痛、手臂酸痛、瘫痪等。

● 同效不同穴

按压天枢、腹结穴，也可辅助治疗便秘。

● 特效按摩

用拇指指腹分别按压双侧支沟穴5~10分钟，由轻到重，以有酸麻胀痛感为度。

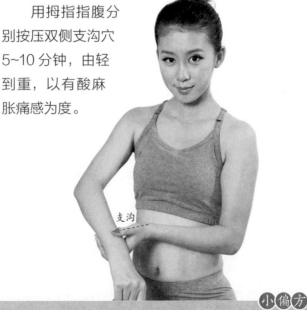

小偏方

治便秘

摩腹、推肋。起床后排空小便，喝300~500毫升凉开水。站立，两脚与肩同宽，双手重叠放在右下腹部，从下腹部按摩至右肋部，推向左肋部，再向下按摩到左下腹部，反复按摩30~50遍，可增加肠道蠕动，促进排便。

PART 10 手少阳三焦经

肩髎 有效治疗肩臂疼痛

"肩"，肩部；"髎"，骨节空隙处。本穴位于肩部边缘的骨孔中，故名"肩髎"。

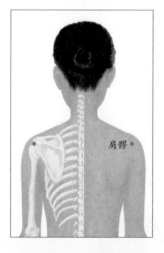

主治病症

主治肩周炎、肩臂挛痛不遂、中风、偏瘫等。

同效不同穴

按揉天宗、肩髃、曲池穴，也可调治肩臂疼痛。

特效按摩

用左手拇指、食指和中指拿捏右侧肩髎穴，之后用右手三指拿捏左侧肩髎穴，3~5分钟，可保护肩臂部，防治肩臂疼痛。

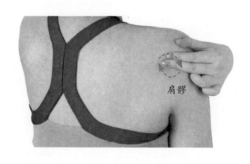

肩髎

精确定位

本穴位于肩部，肩峰角与肱骨大结节两骨间凹陷中。

简易取穴

上臂外展平举，肩关节部即可出现两个凹陷窝，后面一个凹陷窝即是肩髎穴。

小偏方

治肩臂疼痛

葱姜茴香酒敷。生姜500克，大葱根50克，花椒250克，小茴香100克，白酒150克。生姜和葱根切碎，捣成泥糊，小茴香和花椒捣成面，将上四味混在一起，小火炒热，加白酒搅拌，装入纱布袋中，敷于患处。每晚一次，坚持治疗，可有效缓解疼痛症状，适用于肩周炎患者。

翳风 耳鸣耳痛就找翳风

"翳"，遮蔽；"风"，风邪。穴在耳垂后方，为遮蔽风邪之处。

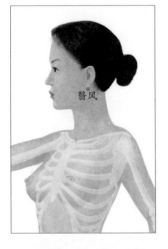

精确定位
本穴位于颈部，耳垂后方，乳突下端前方的凹陷中。

简易取穴
头部偏向一侧，将耳垂下压，其所覆盖范围中的凹陷处即是翳风穴。

● 主治病症

主治中耳炎、三叉神经痛、耳鸣、耳痛、牙痛、颊肿、失眠。

● 同效不同穴

按揉听宫、风池穴，也可缓解耳鸣耳痛症状。

● 特效按摩

张口，用双手拇指或食指指腹缓慢用力按揉翳风穴1~3分钟。

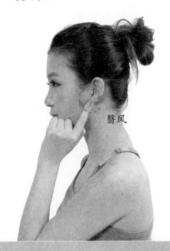

小偏方

治耳鸣耳痛

震天鼓法。将两手掌心紧贴两耳，除拇指外的四指对称横按在枕部，两中指相接触到，再将两食指翘起重叠在中指上面，然后把食指从中指上用力滑下，重重地叩击脑后枕部，耳内会响起如击鼓一样的声音。先左手24次，后右手24次，每天可多次进行。

耳门 护耳有绝招

"耳"，指耳窍。"门"，指出入之门户。本穴为耳朵的重要机关，凡肾气、声音等入耳前，必经此穴，故名"耳门"。

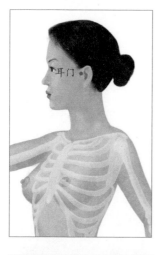

精确定位
本穴在耳屏上切迹前，下颌骨髁状突后缘凹陷中。

简易取穴
张嘴，耳屏上缘前方凹陷处即为耳门穴。

主治病症
主治耳鸣、耳聋、重听、中耳炎、外耳炎、齿痛、下颌关节炎、口周肌肉痉挛、面神经麻痹等。

同效不同穴
按揉听会、肩髎、翳风穴，也有护耳的作用。

特效按摩
用双手食指按压耳门穴 1~3 分钟，以有酸胀感为度。

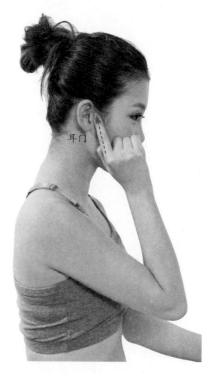

护耳

每天早晨用双手掌拍打双耳100 次；中午可捏耳垂眼穴及周围区域，每次捏到耳郭发热；晚上用热毛巾搓耳朵，上下轻轻搓摩双耳各 40 次，毛巾凉了换热毛巾再搓，能够防治感冒。

丝竹空 头痛头晕就按它

"丝竹"，即细竹；"空"，空隙。眉毛，状如细竹。穴在眉梢的凹陷处。

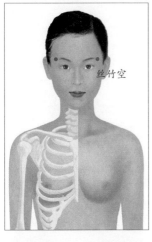

精确定位
本穴位于面部，眉梢的凹陷中。

简易取穴
在面部，眉毛外侧缘眉梢的凹陷处即是丝竹空穴。

● 主治病症
主治头痛、头晕、目赤肿痛、视神经萎缩。

● 同效不同穴
按揉百会、大杼穴，也可调治头痛、头晕。

● 特效按摩
用中指指腹向内按揉左右丝竹空，每次1~3分钟，以有酸、痛、胀的感觉为宜，可以调治各种头晕、头痛、目眩等问题。

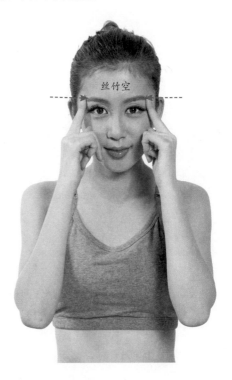

小偏方

治头晕
足浴。山栀子、钩藤各10克，水煎，取药液泡脚，每日1~2次，每次15~30分钟，连续5~7天，可以防治头晕。

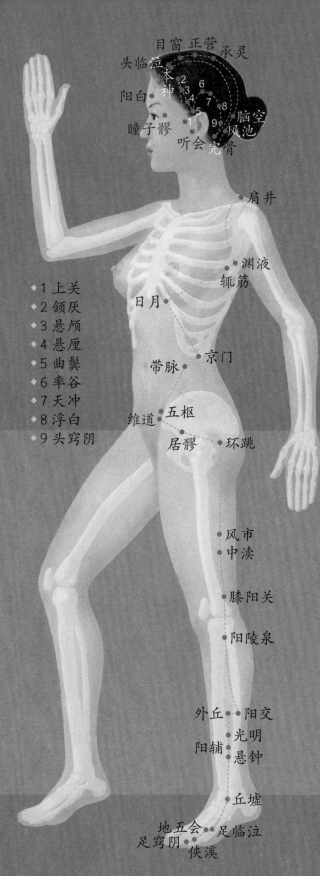

目窗 正营 承灵
头临泣
本神
阳白
瞳子髎
听会 完骨
脑空
风池

肩井

渊液

辄筋

日月

京门

带脉

五枢
维道
居髎 环跳

风市
中渎

膝阳关

阳陵泉

◆1 上关
◆2 颔厌
◆3 悬颅
◆4 悬厘
◆5 曲鬓
◆6 率谷
◆7 天冲
◆8 浮白
◆9 头窍阴

外丘 阳交
光明
阳辅 悬钟

丘墟

地五会 足临泣
足窍阴
侠溪

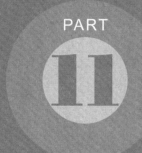

PART

11

足少阳胆经

主治：头面五官、神志、热病

经脉走向： 足少阳胆经起于眼外角，向上达额角部，下行至耳后，由颈侧，经肩，进入锁骨上窝。直行脉再走到腋下，沿胸腹侧面，在髋关节与眼外角支脉会合，然后沿下肢外侧中线下行。经外踝前，沿足背到足第四趾外侧端。有三分支：一支从耳后穿过耳中，经耳前到眼角外；一支从外眼角分出，下走大迎穴，与手少阳三焦经会合于目眶下，下经颊车和颈部进入锁骨上窝，继续下行胸中，穿过膈肌，络肝属胆，沿胁肋到耻骨上缘阴毛边际，横入髋关节；一支从足背分出，沿第1~2跖骨间到大拇指甲后，交与足厥阴肝经。

主治病症： 本经腧穴主要调治头面五官、神志、热病以及本经脉所经过部位的病症，如口苦、目眩、头痛、颔痛、腋下肿、胸胁痛、骨盆部肿痛、下肢外侧疼痛等。

按摩时间： 最佳时间是晚上11点至凌晨1点，次选时间是晚上9点至11点。

按摩方法： 胆经从头到脚循行路线长，部位多，功能广。若选择子时入睡，可在睡前拍打胆经，头部可用手指刮拭，但要注意力度，以舒适为宜，每次3分钟即可。

听会 改善耳鸣耳聋

"听"，听觉；"会"，会聚。中医认为，此穴可会聚听觉，故名"听会"。

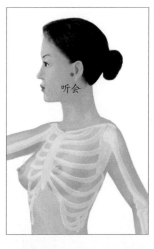

主治病症

主治耳鸣、耳聋、聋哑、耳肿痛、牙痛、口眼㖞斜、中耳炎、面神经麻痹等病症。

同效不同穴

按压听宫、耳门穴，也可缓解耳鸣、耳聋。

特效按摩

微微张嘴，用食指指腹缓缓用力按压听会穴1~3分钟，可改善耳鸣、耳聋等耳部疾病。

精确定位
本穴位于面部，耳屏间切迹与下颌骨髁突之间的凹陷中。

简易取穴
正坐，在耳屏下缘前方，张口有凹陷处即是听会穴。

小偏方

治耳鸣耳聋
搓掌法。坐定，搓掌心50次，趁掌心热时紧按双侧耳门。如此反复做6次，连做2~3天可见效。

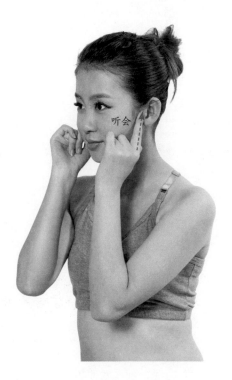

风池 疏风散寒治感冒

"风"，风邪。"池"，蓄水洼地，这里指凹陷。本穴位于枕骨下两侧凹陷中，是风邪容易侵犯的地方，故称"风池"。

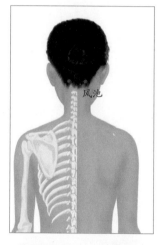

精确定位
本穴在项后，枕骨之下，胸锁乳突肌上端与斜方肌上端之间的凹陷处。

简易取穴
颈部耳后发际下的凹窝内，相当于耳垂齐平的位置，按之酸麻即是风池穴。

● 主治病症

主治外感发热、头痛、眩晕、颈项强痛、目赤肿痛、黄褐斑、高血压。

● 同效不同穴

按揉大椎、风门穴，也能有效缓解感冒。

● 特效按摩

双手抱拢头部，用双手拇指指腹按压两侧的风池穴约1分钟，至有酸、胀、麻、重感觉为度，以感到局部发热、浑身轻松为止。

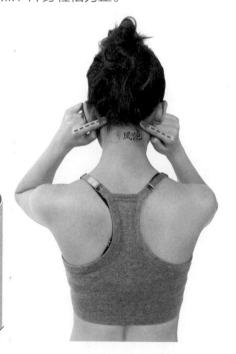

小偏方

治感冒

生姜藕汁。去节鲜藕90克，生姜10克。将藕去皮，洗净，放榨汁机内榨成汁；将生姜去皮、洗净，榨成汁，与藕汁混合。加入50毫升开水稀释后即可饮用。每日服3次，能有效调治感冒。

肩井 治疗颈椎病

"肩"，肩膀。"井"，深井。本穴位于肩上凹陷处，且凹陷较深，如同深井。另外，肩井穴如同治各种疾病的市集，所以叫"肩井"。

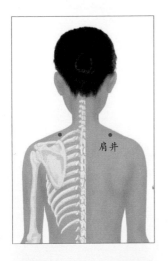

精确定位
本穴在肩胛区，第7颈椎棘突与肩峰最外侧点连线的中点。

简易取穴
双手交抱，掌心向下放在肩上，中间三指放在肩颈交会处，中指指腹所在的位置即是肩井穴。

● 主治病症

主治肩臂疼痛、落枕、乳房胀痛、小儿脊柱侧弯、颈椎病、肩周炎、抑郁症、更年期综合征。

● 同效不同穴

按揉大椎、后溪穴，也能有效调治颈椎病。

● 特效按摩

用食指和中指按压肩井穴1~3分钟，以有酸胀感为度。

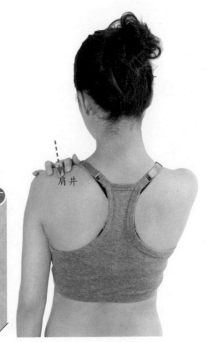

小偏方

治颈椎病

敷热盐包或姜丝。在小口袋里放点炒热的盐，稍微凉一下，放在颈椎上，等全凉了再拿下来，反复操作30分钟；或者将切成丝的生姜放进口袋，系在颈部。这两种方式都能够促进颈部血液循环，缓解颈椎疼痛。

家庭按摩取穴定位速查一本就够

144

日月 保护胆囊

"日"，太阳；"月"，月亮。日为阳，指胆；月为阴，指肝。此穴为治肝胆疾病的要穴。

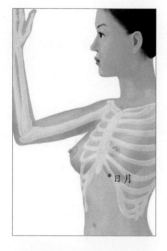

日月

精确定位
本穴在胸部，第7肋间隙，前正中线旁开4寸。

简易取穴
正坐或仰卧，自乳头垂直向下推3个肋间隙，按压有酸胀感处即是日月穴。

● 主治病症
主治胆囊炎、肋间神经痛、肝炎、抑郁症、口苦。

● 同效不同穴
按揉胆俞、肝俞、期门穴，也能有效调治胆囊炎。

● 特效按摩
用双手拇指指腹向下按压日月穴，并按顺时针方向按揉。

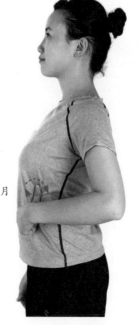

日月

治胆囊炎
水煎玉米须。玉米须100克，煎水代茶饮用，每日1剂，有清热化湿、利胆排石的功效，用于调治急性胆管炎、胆囊炎。

京门 肋间神经痛的克星

"京"，人与物的聚集、集散之所。"门"出入的门户。由日月穴传来的冷降水气至本穴后，水湿之气散热冷降并在此聚集，故曰"京门"。

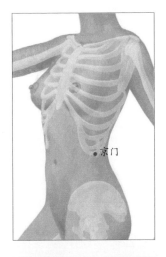

京门

精确定位
本穴在上腹部，第12肋骨游离端下际。

简易取穴
取侧卧位，在侧腰部，十二肋骨游离端下际处，或两手叉腰，大拇指向后，摸取人体最下的一个肋骨，在该肋骨尖下方即是京门穴。

● 主治病症
主治肋间神经痛、腰痛、小便不利、水肿、腹胀、泄泻、肾炎。

● 同效不同穴
按揉外关、临泣穴，也能有效缓解肋间神经痛。

● 特效按摩
用拇指按揉京门穴，按揉时大拇指指腹紧贴皮肤，力度要均匀、柔和、渗透，以局部有酸胀感为佳，不能用蛮力。每天早晚各一次，每次3~5分钟，双侧京门穴同时按揉，可缓解肋间神经痛。

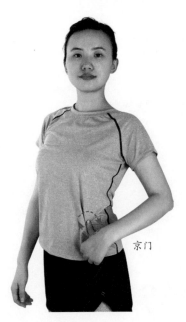

京门

小偏方

治肋间神经痛
附子粳米汤。附子1枚，粳米9克，甘草3克，大枣3枚，一同入锅加水1500毫升，煮至米熟汤成，去滓，温服200毫升，每日服3次。

家庭按摩取穴定位速查一本就够

146

带脉 为女性解忧愁

"带"，腰带；"脉"，经脉。穴属胆经，交会在带脉之上。

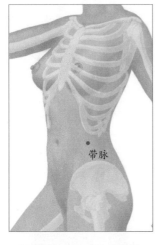

带脉

精确定位
本穴在侧腹部，第11肋骨游离端垂线与脐水平线的交点上。

简易取穴
取侧卧位，在腋中线与平脐横线之交点处即为带脉穴。

● 主治病症
主治月经不调、赤白带下、闭经、痛经、不孕。

● 同效不同穴
按揉肾俞、关元、阴陵泉、三阴交穴，也能有效调治月经不调、白带过多。

● 特效按摩
以双手的大拇指指腹分别按揉两侧的带脉穴。按揉时指腹紧贴皮肤，力度要均匀、柔和、渗透，以局部有酸胀感为佳，不可用蛮力，每天早晚各一次，每次3~5分钟，可调治女性月经不调、赤白带下的症状。

小偏方

治白带过多
白果蒸鸡蛋。鲜鸡蛋1个，白果2枚。将鸡蛋的一端打开孔，白果去壳，放入鸡蛋内，用纸粘封小孔，口朝上放进盘中，上笼加水蒸熟。每日食用1个，适用于妇女白带过多者。

带脉

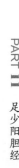

居髎 主治腰腿疼痛

"居"，与"倨"意思相通，即蹲下；"髎"骨节空隙处。本穴于屈髋蹲踞时有凹陷，故名"居髎"。

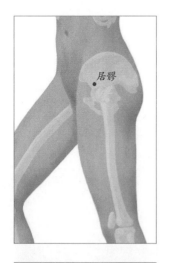

居髎

● 主治病症

主治腰腿疼痛、月经不调、白带过多。

● 同效不同穴

按揉环跳、委中穴，也能有效调治腰腿疼痛。

● 特效按摩

两手拇指自上向下摩动居髎，每次左右各按摩1~3分钟，可以治疗腰腿疼痛。

精确定位
本穴在臀部，髂前上棘与股骨大转子最凸点连线的中点处。

简易取穴
髂前上棘是侧腹隆起的骨性标志，股骨大转子是髋部最隆起处，二者连线中点即是居髎穴。

小偏方

治腰腿疼痛
热敷。腰腿疼痛时，把葱捣烂敷在患处，并将炒熟的粗盐用布包起来，放在葱上热敷。

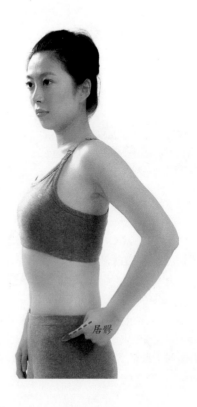

居髎

家庭按摩取穴定位速查一本就够

148

环跳 坐骨神经痛的克星

"环"，环曲；"跳"，跳跃。穴在髀枢中，髀枢为环曲跳跃的枢纽。

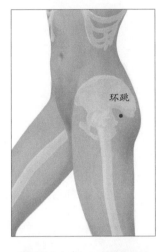

环跳

精确定位
本穴在臀部，股骨大转子最凸点与骶管裂孔连线上的外 1/3 与内 2/3 交点处。

简易取穴
站直，臀部用力，其最深的地方中央即是环跳穴。

小偏方
治坐骨神经痛

平坐推腿。取坐位，足跟着地，足尖跷起，两手平放于大腿上，随即向前弯腰，两手同时推向足部。初练时两手很难推到足部，坚持一段时间会有不错的效果。

● 主治病症
主治腰胯疼痛、腰痛、下肢痿痹、坐骨神经痛。

● 同效不同穴
按揉委中、肾俞穴，也有调治坐骨神经痛的效果。

● 特效按摩
拇指弯曲，以拇指关节用力按压环跳穴 1~3 分钟，以有酸胀感为度，可防治坐骨神经痛、下肢痿痹等疾病。

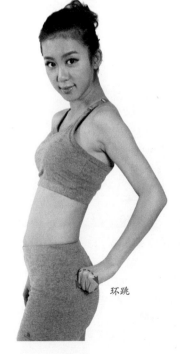

环跳

膝阳关 治疗膝盖痛有特效

"膝"，膝部；"阳"，阴阳之阳；"关"，机关。外为阳，穴在膝关节外侧。

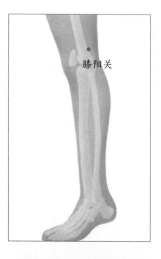

膝阳关

精确定位
在膝部，股骨外上髁后上缘，股二头肌腱与髂胫束之间的凹陷中。

简易取穴
屈膝90°，膝上外侧有一高骨，其上方有一凹陷处即是膝阳关穴。

小偏方

治膝盖痛

小香囊。选用藿香、白芷、艾叶、雄黄、香草、佩兰各10克，混合起来做成香囊，用纱布固定在膝盖上，半个月换一次药材。

● 主治病症
主治膝关节肿痛、腘筋挛急、小腿麻木。

● 同效不同穴
按摩梁丘、血海穴，也可调治膝盖痛。

● 特效按摩
以中指指腹揉按膝阳关穴，有胀痛的感觉，可以缓解膝关节疼痛。

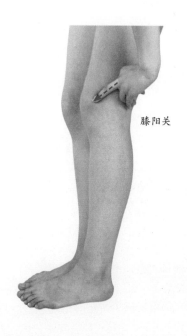

膝阳关

阳陵泉 腿脚抽筋一点便消

"阳"，阴阳之阳；"陵"，丘陵；"泉"，水泉。外为阳，膝外侧腓骨小头隆起如陵，穴在其下陷中，犹如水泉。

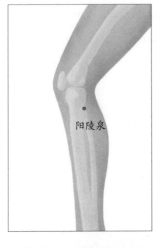

阳陵泉

精确定位
本穴位于小腿外侧，腓骨小头前下方凹陷中。

简易取穴
用手掌轻握同侧膝盖，小指指腹所在的膝关节外侧有一个小的突起，前下方凹陷处即是阳陵泉穴。

● 主治病症
主治腿抽筋、坐骨神经痛、耳鸣、耳聋、口苦、甲状腺肿大、脂溢性皮炎、白癜风、乳房胀痛、胆囊炎。

● 同效不同穴
按摩环跳、足三里、委中穴，也可缓解腿抽筋。

● 特效按摩
以左手拇指指尖点按左侧的阳陵泉穴20次，再以右手拇指指尖点按右侧的阳陵泉穴20次，可缓解腿抽筋。

小偏方

治腿抽筋

白芍20克，桂枝15克，木瓜15克，甘草15克。水煎服，每日1剂。

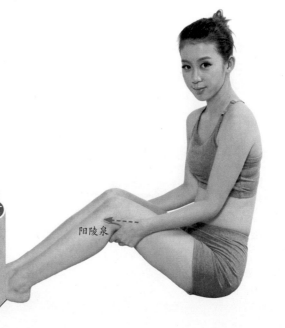

阳陵泉

光明 治疗各类眼睛疾病

"光明"，明亮。本穴主治眼疾，有开光复明之功，故名"光明"。

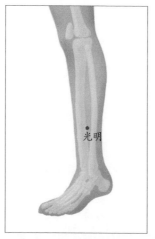

光明

精确定位
本穴位于腓骨前缘，外踝高点上5寸处。

简易取穴
外踝尖直上7横指，腓骨前缘处即是光明穴。

● 主治病症

主治目痛、夜盲、青光眼、视神经萎缩、白内障、目视不明、膝痛、下肢痿痹、乳房胀痛。常按此穴，可改善视力。

● 同效不同穴

按摩承泣、睛明、太阳穴，也可缓解眼睛疲劳，调治各种眼部疾病。

● 特效按摩

用拇指指腹垂直按压光明穴，每天早晚各按1次，每次1~3分钟，可治疗各种眼病。

 小偏方

护眼

　　熨目。每天早晨或睡前，取坐姿或立姿，闭目，两手掌快速磨擦至发烫，然后迅速按抚在双眼上。如此反复多次，可通经活络，改善眼部血液循环，从而起到护理眼睛的作用。

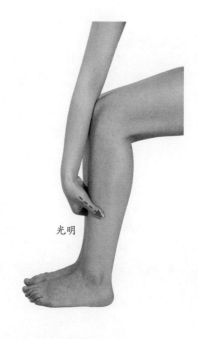

光明

悬钟 脑血管病人恢复要穴

"悬"，悬挂；"钟"，钟铃。穴在外踝上，是古时小儿悬挂脚铃处，故名"悬钟"。

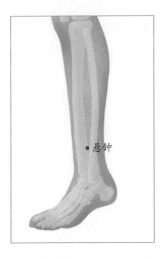

• 悬钟

精确定位

本穴位于小腿外侧腓骨前缘，外踝高点上3寸的小凹陷处。

简易取穴

正坐垂足或卧位，从外踝尖向腓骨上摸，在腓骨后缘与排骨长、短肌腱之间凹陷处取穴。

小偏方

治心脑血管病

伸展四肢。两脚并立，双臂平伸，慢慢下蹲成全蹲，起立时两臂上提，举过头顶，反复做5～10次。伸展四肢可使存留于四肢的血液迅速回流心脏，满足心脑系统供给，可防急慢性心、脑血管疾病。

● 主治病症

主治颈项僵硬、半身不遂、头晕、耳鸣、高血压。

● 同效不同穴

按摩太冲、曲池、涌泉穴，也可调治高血压等病症。

● 特效按摩

用拇指指腹向下按压悬钟穴，力度要适中，每次按压10~15分钟，并按顺时针方向揉按。

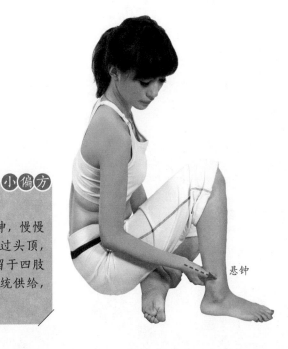

悬钟

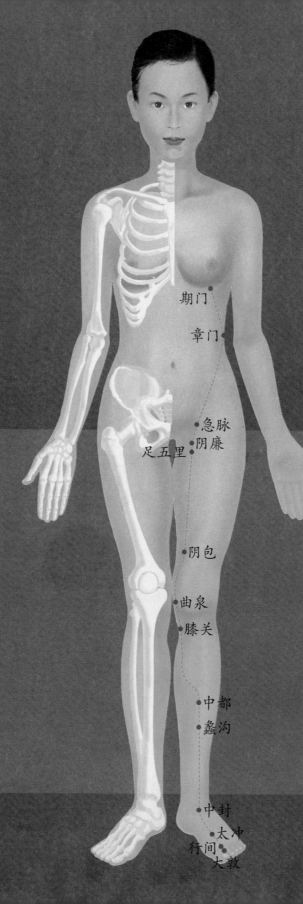

期门

章门

急脉
阴廉

足五里

阴包

曲泉

膝关

中都

蠡沟

中封

太冲

行间

大敦

PART

12

足厥阴肝经

主治：肝胆、神经系统、妇科等疾病

经脉走向： 足厥阴肝经起于足大趾上毫毛部，沿足跗部向上，过内踝前1寸处，向上至内踝上8寸处交出于足太阴经的后方，上行膝内侧，沿股部内侧入阴毛中，绕阴部，上达小腹，挟着胃旁，属于肝脏，联络胆腑，向上通过横膈，分布于胁肋，沿喉咙后方，向上进入鼻咽部，连接于"目系"，向上出于前额，于督脉会合于巅顶。"目系"的支脉下行颊里，环绕唇内。肝部的支脉从肝分出，通过横膈，向上流注于肺，与手太阴肺经相接。

主治病症： 本经腧穴主治肝胆病、神经系统病、妇科病、前阴病以及经脉循行部位的其他病症，如腰痛、胸满、呃逆、遗尿、小便不利、疝气、小腹痛等。

按摩时间： 最佳时间是凌晨1~3点，次选时间是晚上7~9点。

按摩方法： 肝经从胸部期门穴至足部大敦穴，夜晚应保持静卧休息，因此，不必刺激肝经上的穴位。

大敦 止血见效快

"大"，指大趾；"敦"，敦厚。穴在大趾外侧，肌肉敦厚，故名"大敦"。

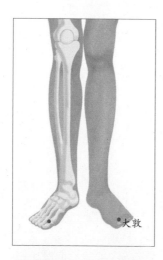

大敦

精确定位

本穴位于足趾，大趾末节外侧，趾甲根角侧后方0.1寸。

简易取穴

坐位，大趾趾甲外侧缘与下缘各作一垂线，其交点处即是大敦穴。

● 主治病症

主治闭经、崩漏、遗尿、月经过多、睾丸炎。

● 同效不同穴

按摩血海、志室穴，也可调治崩漏和月经出血过多。

● 特效按摩

用拇指与食指指端垂直掐按穴位1~3分钟，力量柔和，以有酸胀感为度，可缓解崩漏和月经出血过多。

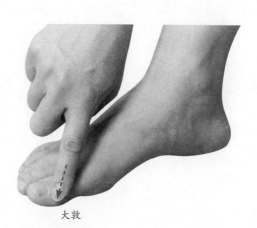

大敦

小偏方

治崩漏

乌梅红糖水。乌梅肉15克，红糖适量，一同入锅加水500毫升，煎至300毫升，去渣。一日内分2次服用。可凉血止血，调治崩漏。

行间 改善目赤与头痛

"行"，运行；"间"，中间。穴位在第1、第2跖趾关节的前方陷中，经气运行其间。

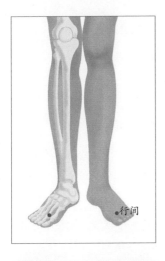

·行间

精确定位
本穴位于足背，第1、2趾之间，趾蹼缘的后方赤白肉际处。

简易取穴
侧坐伸足或仰卧位，在足背，第1、2趾之间连接的缝纹头，按压有凹陷处即是行间穴。

● 主治病症

主治目赤、头痛、阳痿、痛经、高血压、甲状腺肿大。

● 同效不同穴

按摩太阳、合谷穴，也有缓解头痛的功效。

● 特效按摩

一边用中指指腹按压行间，一边吐气，有轻微疼痛感，重复按压2~3分钟，可以缓解头痛、目赤等症状。

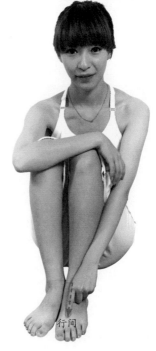

行间

小偏方

治头痛

头部按摩操。取坐位或仰卧位。先用大拇指指端自眉心向上垂直平推至发际，双手交替，往返20次左右；再用大拇指指腹，沿两眉中点印堂穴处，向两侧平推至太阳穴，左右手往返交替，各10次。

太冲 治肝病首选穴

"太"，大；"冲"，冲盛。肝藏血，冲为血海，肝与冲脉、气脉相应而盛大，故名。

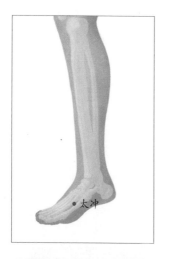

精确定位

本穴位于足背，第1跖骨间隙后方凹陷处，在拇长伸肌腱外缘。

简易取穴

侧坐伸足或取仰卧位，在足背，第1、2跖骨间，跖骨底结合部前方凹陷中，可触及动脉搏动处即为太冲穴。

治肝炎

蒲公车前饮。取鲜蒲公英、鲜车前草各50克，将两种药物加水煎煮后去渣取汁，每日1剂，分2~3次服下。

● 主治病症

主治失眠、头痛、腰痛、全身胀痛、甲状腺肿大、肝炎、闭经、胆囊炎、胆结石。

● 同效不同穴

按摩足三里、大椎穴，也有调治肝炎的功效。

● 特效按摩

用食指指端垂直由下往上按揉大冲穴1~3分钟，长期坚持，对防治肝炎有益处。

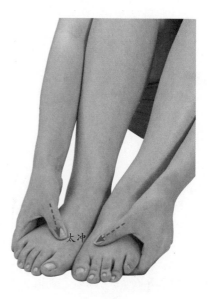

期门 治乳房胀痛

"期"，周期；"门"，门户。两侧胁肋如敞开的门户。

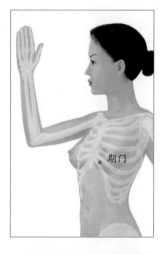

● 主治病症

主治乳房胀痛、肋间神经痛、肝炎、抑郁症。

● 同效不同穴

按摩乳根、膻中穴，也可治疗乳房胀痛。

● 特效按摩

每天按揉期门穴 2 次，每次按 200 下，可治女性乳房胀痛。

精确定位

本穴位于胸部，在第 6 肋间隙，前正中线旁开 4 寸。

简易取穴

正坐或仰卧，自乳头垂直向下推 2 个肋间隙，按压有酸胀感处即是期门穴。

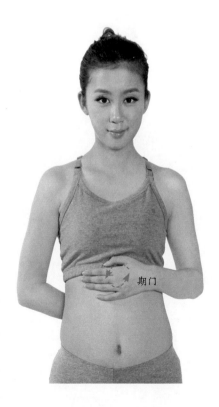

小偏方

治乳房胀痛

大蒜外敷。将大蒜1~3头捣烂，敷在足心或脐中，每日1次，可以缓解经期乳房胀痛。

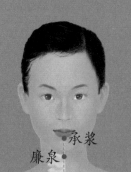

承浆

廉泉

璇玑　天　突盖堂
紫宫　华

膻中　玉　中庭
鸠尾　中　巨阙脘
上脘　中　下脘阙
建里　神　气海元
水分　交　关曲
阴石　门
中极　极

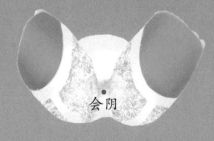

会阴

PART

13

任脉经穴

主治：腹、胸、颈、头面的局部疾病

经脉走向： 任脉被称为"阴脉之海"，在腹中线上，总统诸阴，其循腹里上行，犹衽在之于腹前。任脉起于小腹内，下出会阴部，向上行于阴毛部，沿着腹内，向上经过关元等穴，到达咽喉部，再上行环绕口唇，经过面部，进入目眶下。

主治病症： 本经腧穴主治腹、胸、颈、头面的局部病症及相应的内脏器官疾病，如痔疮、泄泻、尿道炎、胸腹疼痛、脐腹冷、乳腺炎等。

按摩时间： 没有特定的时间。

按摩方法： 任脉上有几个重要穴位，对它们进行刺激，可以对任脉起到保养作用。可选取中脘、气海、关元三个穴位，用中指指腹做按摩，每次3~5分钟即可，有麻胀感为佳。

曲骨 关爱男性前列腺

"曲"，弯曲；"骨"，骨头；曲骨，指耻骨，穴在耻骨联合上缘。

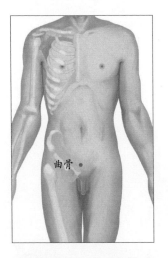

曲骨

精确定位
在下腹部，耻骨联合上缘，前正中线上。

简易取穴
从下腹部向下摸到一个拱形的骨头，拱形边缘中点的位置即是曲骨穴。

● 主治病症
主治前列腺炎、遗精、阳痿。

● 同效不同穴
按揉会阴、关元穴也可调治前列腺炎。

● 特效按摩
双手搓热，一只手掌盖住肚脐，另一只手在曲骨穴上按摩1~2分钟，可以辅助治疗各种男科病。

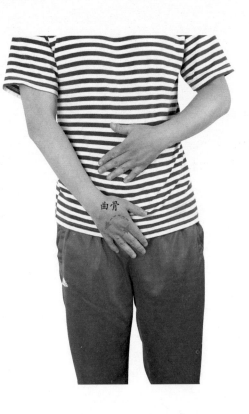

曲骨

 小偏方

治前列腺炎
热水袋温暖穴位。前列腺患者可在按摩结束后，将温度适宜的热水袋放在曲骨穴上，能巩固和加强按摩效果。

中极 远离尿频困扰

"中"，中间；"极"，正是。穴位正是在人体上下左右的中间。

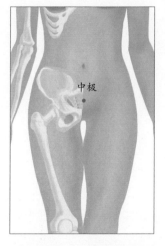

中极

精确定位
本穴位于下腹部。脐中下4寸，前正中线上。

简易取穴
在下腹部，正中线上，耻骨联合上缘1横指处即是。

● 主治病症
主治尿频、遗精、月经不调、痛经、前列腺炎、夜尿症。

● 同效不同穴
按摩太冲、三阴交、足三里穴也可治疗尿频。

● 特效按摩
用中指指腹揉按中极，每次1~3分钟，有保护男女性生殖系统的作用，对治疗尿频有效。

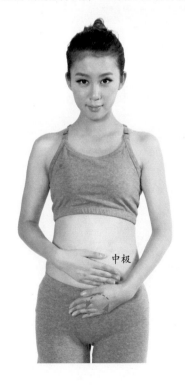

中极

小偏方
治尿频
小茴香糯米饭。小茴香、糯米、盐各适量。将小茴香加盐，炒熟，研末，再将糯米蒸熟，以小茴香粉拌糯米饭食用，每日1次。

关元 治早泄

"关"，关藏；"元"，元气。穴在脐下 3 寸，为关藏人身元气之处。

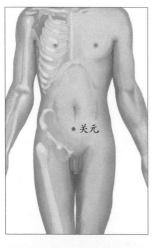

精确定位
本穴位于下腹部。脐中下 3 寸，前正中线上。

简易取穴
从肚脐正中央向下量 3 寸的位置即是关元穴。

● 主治病症
主治早泄、遗精、阳痿、不孕不育、月经不调、痛经、白带过多、肠胃疾病。

● 同效不同穴
按摩肾俞、足三里、气海穴也可治疗早泄。

● 特效按摩
以关元为圆心，用手掌做逆时针及顺时针方向摩动 3~5 分钟，然后随呼吸按压关元穴 3 分钟。

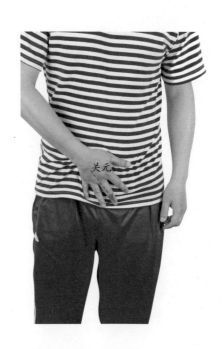

关元

小偏方

治早泄
归肝汤。人参、白术各 9 克，黄芪 12 克，当归 10 克，茯神 9 克，远志、枣仁各 6 克，龙眼肉 12 克，木香、甘草各 6 克。水煎服，每日 1 剂，分 2 次服用。

气海 补虚，调理疲劳

"气"，元气；"海"，海洋。穴在脐下，为人体元气之海。

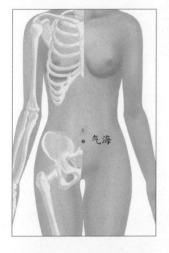

精确定位
本穴位于下腹部。脐中下1.5寸，前正中线上。

简易取穴
下腹部正中线上，肚脐中央向下与关元之间的中点处即是气海穴。

● 主治病症

主治全身疲劳、小腹疾病、肠胃疾病、虚证、遗精。

● 同效不同穴

按摩关元、足三里穴，也可缓解全身疲劳。

● 特效按摩

全身疲劳时，用拇指或食指指腹按压气海穴3~5分钟，力度适中，可以缓解疲劳。

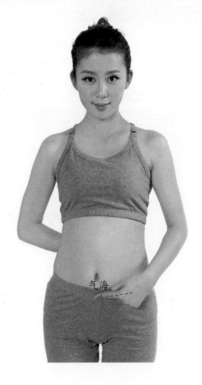

小偏方
治全身疲劳

银杏茶。取银杏叶（新鲜银杏叶更好）5克，开水冲，代茶饮用。常饮可以扩张心脑血管，改善心脑血管供氧量，消除疲劳。

PART 13 任脉经穴

165

神阙 治小儿腹泻

"神"，元神；"阙"，指宫城门。此穴位于肚脐中央，是神气通行的门户，并以此比喻元神的宫门，故名"神阙"。

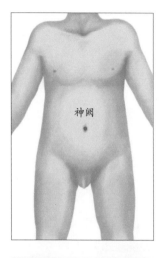

神阙

精确定位
本穴位于脐区，在脐中央。

简易取穴
肚脐的正中央即是神阙穴。

● 主治病症

主治小儿腹泻、腹胀、月经不调、崩漏、遗精、不孕。

● 同效不同穴

按摩中脘、膻中穴，也可治疗小儿腹泻。

● 特效按摩

以神阙穴为中心，用手掌按顺时针方向摩动3~5分钟，直至皮肤发热，对于治疗小儿腹泻很有帮助。

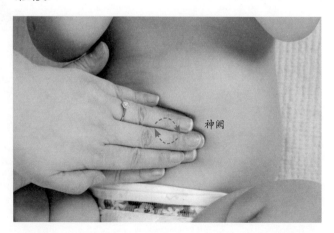

神阙

小偏方

治小儿腹泻

小米粥。小米50克，炒黄至透出香味，研成细末熬粥食用，每次食用2~3克，每日服用2~3次。

中脘 主治胃痛

"中"，中间；"脘"，胃脘。穴在胃脘的中部。

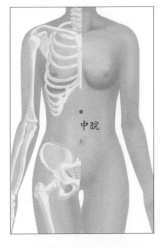

中脘

精确定位
本穴位于上腹部，脐中上4寸，前正中线上。

简易取穴
从肚脐中央向上量4寸即为中脘穴。

● 主治病症

主治胃痛、小儿厌食、呕吐、高血压、急性肠胃炎、脂肪肝。

● 同效不同穴

按摩内关、足三里穴，也可调治胃痛。

● 特效按摩

用拇指指腹着力点按中脘穴，用力均匀，有一定力度，若感到指下有胃蠕动感或听到肠鸣效果更佳。

小偏方

治胃痛

胡椒粉温敷。取胡椒60克，研成细末，装在布袋中，敷于痛处，在其上边再用暖水袋加温，若发汗胃痛始愈。本方尤其对胃寒作痛效果好。

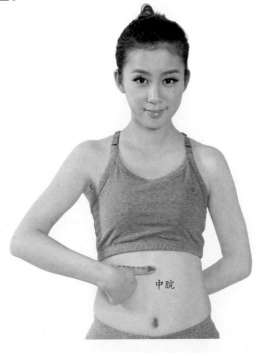

中脘

膻中 调治产后缺乳

"膻",指为心脏阻挡邪气的膈膜。"中",中央。本穴位于胸中央,故名"膻中"。

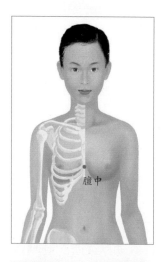

精确定位
在胸部,由锁骨往下数第 4 肋间,平第 4 肋间,当前正中线上即是膻中穴。

简易取穴
两乳头连线的中点即是膻中穴。

● 主治病症

主治产妇乳少、乳房胀痛、胸闷、气短、气管炎、咳喘、呕吐、更年期综合征。

● 同效不同穴

按摩少泽、乳根穴,也可调治产后缺乳。

● 特效按摩

用一只手的拇指或食指稍向下用力按压膻中穴半分钟,然后顺时针、逆时针各按揉 6 次,至有酸麻、胀感。

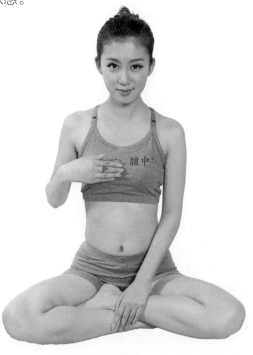

小偏方

治乳汁不足

木梳法。将木梳烤热,平放在乳房上,上下左右轻轻揉按,反复数次。或用木梳自乳根至乳头方向梳理,力量由轻到重,以能忍耐为度,持续梳理 5 分钟,有通络散结的作用。

天突 治疗小儿呃逆

"天"，天空；"突"，突出。穴位在气管上段，喻为肺气上通于天的部位。

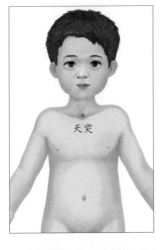

精确定位
在颈前区，胸骨上窝中央，前正中线上。

简易取穴
仰卧，两锁骨内侧的凹陷处，胸骨上窝中央的咽喉位置即是天突穴。

● 主治病症
主治小儿呃逆、感冒、哮喘、咳嗽、咯吐脓血、咽喉肿痛。

● 同效不同穴
按揉膻中穴，也可调治小儿呃逆。

● 特效按摩
用大拇指点揉天突穴1分钟，可以缓解小儿呃逆。

治小儿呃逆
柿蒂水。取柿蒂（指新鲜柿子或柿饼的蒂）20枚，煎水成100毫升，分两次口服，一次50毫升。

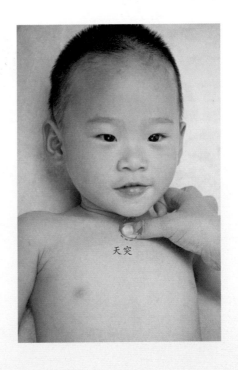

天突

廉泉 慢性咽炎就按它

"廉"，清；"泉"，水泉。舌下两脉古名廉泉，在喉结上缘。廉泉靠近此脉。

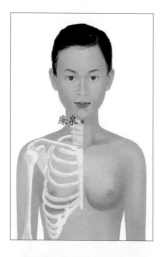

廉泉

精确定位
在颈前区，喉结上方，舌骨上缘凹陷中，前正中线上。

简易取穴
在颈部正中线与喉结正上方横皱纹交叉处，用指头压迫，可感觉到舌根的位置即是廉泉穴。

● 主治病症
主治慢性咽炎、口舌生疮、口苦、舌下肿痛。

● 同效不同穴
按揉人迎、天突穴，也可调治慢性咽炎。

● 特效按摩
用拇指指腹按揉廉泉穴 2~3 分钟，手法轻柔，以有酸胀感为度，可调治慢性咽炎。

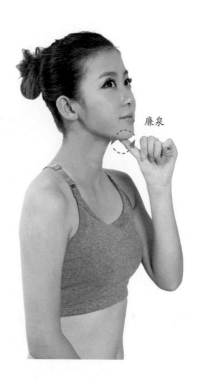

廉泉

治慢性咽炎
睡前含蜂蜜。每天睡前含一口蜂蜜，徐徐咽下，可以对慢性咽喉炎起到缓解作用。

承浆 治疗口腔溃疡

"承"，承接。"浆"，水液，水浆，指口中浆液、唾液。本穴位于下唇之凹陷处，因下唇能承接水液，故名"承浆"。

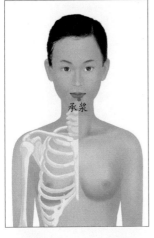

精确定位
在面部，颏唇沟的正中凹陷处。

简易取穴
正坐仰靠，颏唇沟正中按压有凹陷处即是承浆穴。

● 主治病症
主治口腔溃疡、中风昏迷、口眼㖞斜、流涎、牙关紧闭。

● 同效不同穴
按摩巨阙、地仓穴，也可调治口腔溃疡。

● 特效按摩
用食指或中指指腹轻轻按揉承浆穴1~3分钟，可治口腔溃疡等口腔疾病。

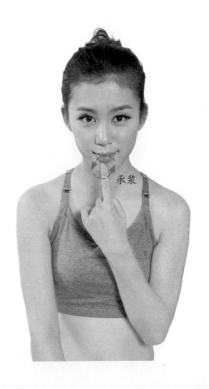

小偏方

治口腔溃疡
口含蜂蜜。晚饭后漱口，用1勺蜂蜜敷在溃疡处，含1~2分钟再咽下，重复2~3次。第2天疼痛就会减轻，连续数日，口腔溃疡的创面就会加快愈合。

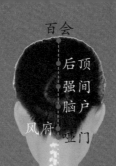

百会

顶
间
后
强
脑户
哑门

风府

大椎
陶道
身柱
神道
灵台
至阳
筋缩
中枢
脊中
悬枢
命门
腰阳关

腰俞
长强

囟会

上星　神庭

印堂
水沟　素髎
兑端　髎

龈交

PART

14

督脉经穴

主治：神志病、热病、腰骶及相应内脏疾病

经脉走向： 督脉被称做"阳脉之海"，位于背后中脊，总制诸阳，其循背脊而上。督脉起于小腹内，下出于会阴部，向后行于脊柱的内部，上达项后风府，进入脑内，上行巅顶，沿前额下行鼻柱。

主治病症： 本经腧穴主治神志病、热病、腰骶、背、头项局部病症及相应的内脏疾病，如手足拘挛、抽搐、癫痫、精神分裂症、头痛、颈项疼痛、四肢疼痛及麻木等。

按摩时间： 没有特定的时间。

按摩方法： 保养督脉，可沿着督脉进行按摩，能够缓解头痛、热病、颈背腰痛。每次按摩穴位 10~15 分钟，有很好的保养作用，能够提升人体阳气，增强抵抗力。

长强 治疗痔疮的首选

"长"，长短之长；"强"，强弱之强。肾为生命之源，脊柱长而强韧，穴在其下端。

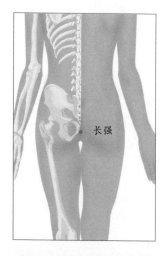

长强

精确定位
在尾骨下方，尾骨端与肛门连线的中点处。

简易取穴
仰卧屈膝，在尾骨端下，尾骨端与肛门连线中点处即是长强穴。

● 主治病症

主治痔疮、泄泻、脱肛、便血、便秘、惊风、癫狂等病症，本穴为治疗痔疮的要穴，按摩此穴有活血功效。

● 同效不同穴

按压承山、孔最穴，也可调治痔疮。

● 特效按摩

用中指和食指指腹用力按揉长强穴1~3分钟，以有酸胀感为度。

小偏方
治痔疮

提肛。痔疮患者可常做提肛运动，操作方法为：将臀部和大腿夹紧，做深呼吸，吸气时用力夹紧肛门，呼气时放松，一提一松为一回合，可做20~30回合，每日2~3次。可促进静脉血回流，增强肛门括约肌的功能。

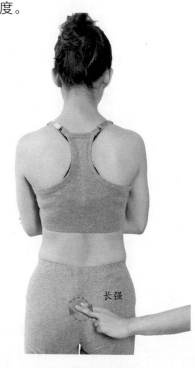

长强

命门 强腰膝，补肾气

"命"，生命；"门"，门户。本穴在左右肾俞穴的中间，中医认为，肾气是一身的根本，是孕育胚胎的摇篮，故曰"命门"。

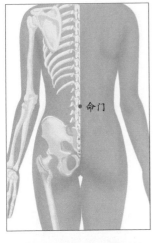

● **主治病症**

主治月经不调、带下、前列腺炎、肾功能低下、腰痛、阳痿、遗精、早泄、泻泄、小便失禁、小儿遗尿、神经衰弱、下肢酸麻疼痛。

● **同效不同穴**

按揉长强穴，也可调治女性月经不调、带下。

● **特效按摩**

用拇指指腹按揉命门穴1~3分钟，以有酸胀感为度，对治疗男、妇科疾病有好处。

精确定位
在腰部脊柱区，第2腰椎棘突下凹陷处。

简易取穴
两边侧腹部明显突起的骨性标志与腰椎的相交处向上数2个椎体，其棘突下的凹陷处即是命门穴。

小偏方

止白带

煨鸡蛋。取七粒胡椒，一个鸡蛋。先将七粒胡椒炒焦，研成末。再将一个生鸡蛋捅一个小孔，将研好的胡椒末放到鸡蛋内，用厚纸将孔封住，放在火上煨热。每天吃两次，坚持半个月。

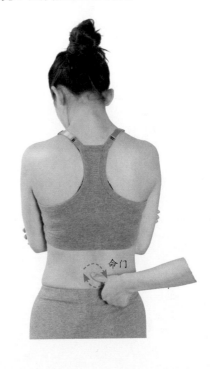

大椎 发热找大椎

"大"，巨大；"椎"，椎骨。古称第一胸椎棘突为大椎，穴正好在其上方，因此而命名。

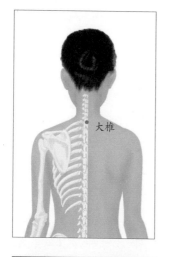

大椎

精确定位
在项背部脊柱区，第7颈椎棘突下凹陷中，后正中线上。

简易取穴
低头的时候，摸到颈后突起最高处下方的凹陷处即是大椎穴。

● 主治病症
主治感冒发热、手足怕冷、颈椎病、扁桃体炎、痤疮。

● 同效不同穴
按摩曲池、风池穴，也可调治发热。

● 特效按摩
用食指按揉颈后的大椎穴，以皮肤发热发红为度，对治疗发热效果显著。

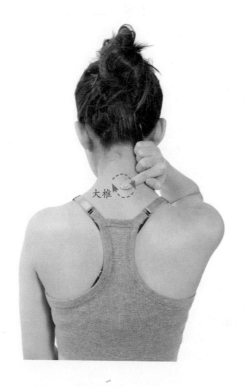

大椎

小偏方
治发热

酒精擦拭。如果成人发烧，可用75°的酒精来擦拭；如果是婴儿发烧，最好用30°左右的酒精擦拭退烧，因为婴儿皮肤娇嫩、毛细血管丰富。只需在腋窝、大腿、颈部等处擦拭即可。

风府 治脱发有奇效

"风"，风邪；"府"，处所。本穴为治风邪之处。

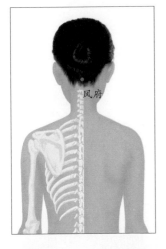

风府

精确定位
在颈后区，枕外隆突直下，两侧斜方肌之间的凹陷中。

简易取穴
沿脊柱直上，在后发际上一横指处，即为风府穴。

● 主治病症
主治脱发、颈项强痛、眩晕、咽喉肿痛、中风。

● 同效不同穴
按摩百会、四神聪穴，也可调治脱发。

● 特效按摩
用右手拇指按揉风府穴，其余 4 指在头上部固定住，力度适中，每次按摩 30~40 次，治脱发有效。

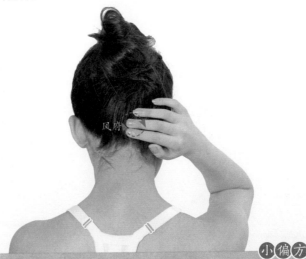

风府

小偏方

治脱发
勤洗发。洗头时间最好间隔 2~5 天。洗发的同时需要边搓边按摩，这样既能清洁头皮，又能活血。

百会 中风急救穴

"百"，多的意思；"会"，交会。百会是足三阳经、肝经和督脉等多经交会处。

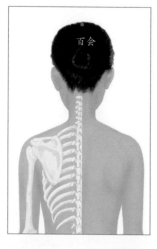

精确定位
在头顶部，两耳尖连线的中点处。

简易取穴
正坐，两耳尖与头正中线交汇处，按压有凹陷处即为百会穴。

● 主治病症

主治中风、头痛、惊悸、头晕、失眠、健忘、耳鸣、眩晕、脱肛、低血压、痔疮。

● 同效不同穴

按摩曲池、太冲穴，也可防治中风。

● 特效按摩

用一只手的食指、中指、无名指按头顶，用中指揉百会穴，其他两指辅助，顺时针转 36 圈。

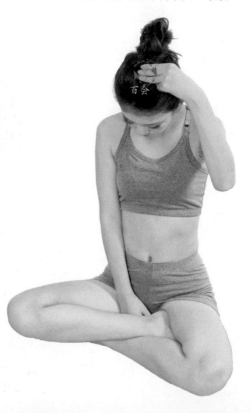

小偏方
治中风

炖人参汤。西洋参 6 克，高丽参 9 克，猪瘦肉 50 克。先将高丽参和西洋参切成薄片，与洗净的猪瘦肉一起放进炖盅内，加入 100 毫升冷开水，隔水用中火炖 2 小时，待温，饮服。

印堂 治疗鼻炎效果好

"印"，泛指图章；"堂"，厅堂。古代指额部两眉头间为"阙"，星相家称之为印堂，穴位在其上，故名。

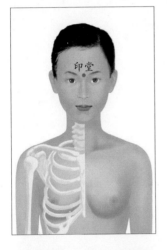

精确定位
在头部，两眉毛内侧端中间的凹陷中。

简易取穴
两眉头连线的中点，稍稍向上一点的凹陷处即是印堂穴。

治鼻炎
夹合谷穴。用夹衣服的夹子夹住合谷穴，过 2~3 秒取下，休息 2~3 秒，反复操作约 3 分钟，可以起到强力刺激穴位的效果。

● 主治病症

主治失眠、头痛、眩晕、过敏性鼻炎、三叉神经痛。

● 同效不同穴

按摩迎香、合谷穴，也可治疗鼻炎。

● 特效按摩

将大拇指与食指并在一起，稍微用力按压印堂穴，然后再慢慢向上推，如此反复按摩 2~3 分钟。

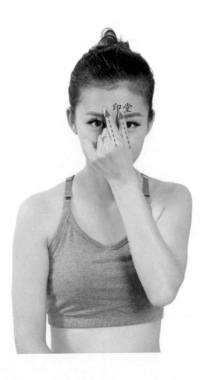

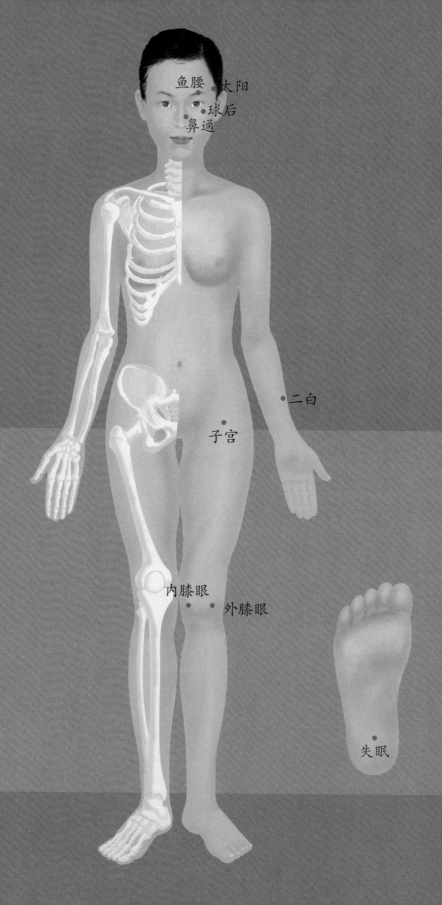

鱼腰　太阳

球后

鼻通

二白

子宫

内膝眼　外膝眼

失眠

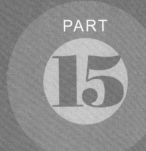

PART

15

经外奇穴

主治：多种常见病症

经脉走向：经外奇穴又简称"奇穴"，是指既有一定的穴名，又有明确的位置，但尚未归属于十四经系统的穴位。经外奇穴的分布比较分散，大多不在经络上，但它们有特殊的功效，都是在实际治疗中取得过很好疗效的穴位，是前人的经验用穴。

主治病症：经外奇穴对某些病证具有特殊的治疗作用。如四神聪可治疗头痛、眩晕等症，而定喘则对治疗哮喘有一定效果。

按摩时间：没有特定的时间。

按摩方法：根据不同的穴位，采取不同的按摩手法。

四神聪 戒烟就按它

"神聪"，安神益聪。本穴原名"神聪"，因在百会前、后、左、右各开1寸处，共有四穴，故又名"四神聪"。

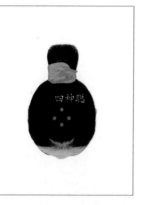

主治病症

按摩四神聪有很好的戒烟功效。主治头痛、眩晕、失眠、健忘、癫狂等。

同效不同穴

按摩太渊穴，也有戒烟功效。

特效按摩

烟瘾来时，用手指指腹按压四神聪穴1~2分钟，可消除烟瘾。

精确定位
在头部，百会前、后、左、右各旁开1寸，共4穴。

简易取穴
先找到百会，其前、后、左、右各量1横指处即是四神聪，共4穴。

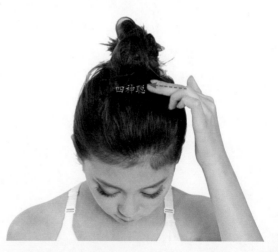

小偏方

巧戒烟

南瓜藤饮。取南瓜藤200克，洗净切碎，捣烂取汁，加适量红糖，开水冲服后代茶饮用。

落枕 治落枕要穴

落枕穴是治疗睡觉时落枕的特效穴道，因而命名为落枕穴。

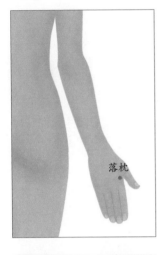

落枕

精确定位

在手背侧，当第二、三掌骨之间，掌指关节后约0.5寸处。

简易取穴

中指和食指相对的掌骨之间，两指骨尽头起，向掌背侧一拇指宽处即是落枕穴。

小偏方

治落枕

平移头部。两眼平视前方，整个头部往后平移，收下巴，过程中不要抬头或低头，持续10秒钟放松，重复15次。运动前，热敷颈部20分钟效果更好。

主治病症

主治落枕、手臂痛、胃痛。

同效不同穴

按揉肩井、大椎穴也可调治落枕。

特效按摩

不慎落枕时，可用拇指或食指端点按落枕穴，待有酸胀感时再持续2~3分钟，即可缓解。

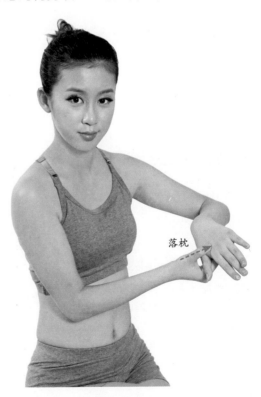

落枕

PART **15** 经外奇穴

失眠 治失眠首选穴

顾名思义，失眠穴即为治疗失眠的穴位。

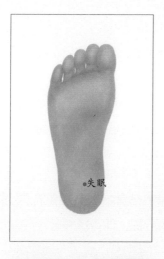

失眠

● 主治病症

主治失眠、脚底痛等。

● 同效不同穴

按揉三阴交、足三里穴也可调治失眠。

● 特效按摩

用拇指或食指指腹用力按压失眠穴10秒，以略感疼痛为宜，然后握拳，按压失眠穴周边20~30下，可改善失眠。

精确定位

位于足底跟部，在足底中线与内、外踝尖连线相交处，即脚跟的中心处。

简易取穴

在足底根部中间，足底纵向中线与内外踝尖连线的交点处即是失眠穴。

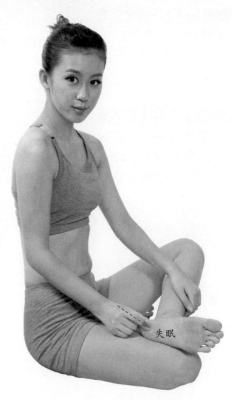

失眠

小偏方

治失眠

洗澡用具刺激穴位。在睡前沐浴时，将莲蓬头对准治疗失眠的穴位，利用水柱的冲击，达到按摩的目的，同时还可以配合使用洗澡擦摩擦穴位，效果更佳。

太阳 止头痛

本穴对眼部疾病有治疗效果，常按摩此穴，可使眼睛如同受到太阳照射一样，感觉明亮，故名"太阳"。

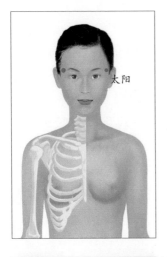

太阳

精确定位

在头部，眉梢与目外眦之间，向后约 1 寸的凹陷处。

简易取穴

头部侧面，眉梢和外眼角中间向后一横指凹陷处即是太阳穴。

● 主治病症

主治头痛、口眼㖞斜、眼部疾患、近视、感冒、神经血管性头痛、面神经麻痹、三叉神经痛等。

● 同效不同穴

按摩养老、攒竹穴，也有缓解头痛的作用。

● 特效按摩

头痛发作时，用两拇指外侧自前向后直推太阳穴 30~50 次，再用食指指腹向耳部揉 30~50 次，可止痛。

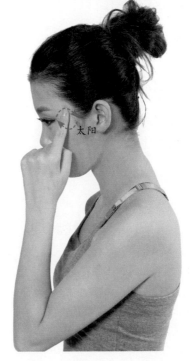

太阳

小偏方

治头痛

防风葱菊茶。防风 12 克，葱白 2 根，菊花 10 克，将上述 3 味用水煎取汁，代茶饮用，每日 1 剂，可以疏风散寒，利窍止痛。

定喘 缓解哮喘立竿见影

"定"，安定；"喘"，咳喘，哮喘。本穴主治呼吸道疾病，具有平定咳喘、哮喘的作用，故名"定喘"。

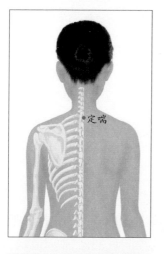

● **主治病症**

主治哮喘、咳嗽、感冒、项背痛、上肢瘫痪等。

● **同效不同穴**

按摩肺俞、中府穴，也可以调治支气管哮喘。

● **特效按摩**

用双手食指指腹或指节同时向下按压定喘穴1~2分钟，以有酸痛感为度，可缓解哮喘。

精确定位

本穴位于大椎穴旁开0.5寸处。

简易取穴

低头时，摸到颈后突起最高的高骨，其下方凹陷处旁开0.5寸即是定喘穴。

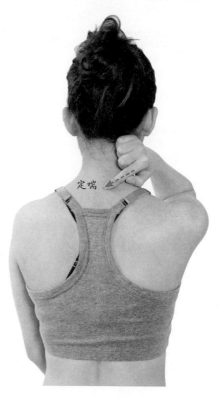

治哮喘

坚果饮。胡桃仁2枚，杏仁1小把，瓜子仁60克，蒜头梗10厘米，水煎服，每日1剂。可治哮喘。

子宫 调治女性不孕

"子"，古代指儿女；"宫"，宫室，古时房屋的总称。子宫是现代解剖学名词，中医叫胞宫，是女子孕育胎儿的器官。

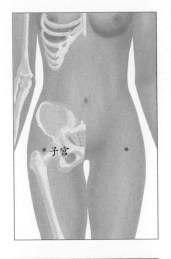

子宫

精确定位

本穴位于下腹部，脐中下4寸，前正中线旁开3寸。

简易取穴

耻骨联合中点上缘上1横指，旁开4横指处即是子宫穴。

小偏方

治不孕

荔枝核粳米粥。荔枝核15克，小茴香10克，橘核15克，粳米50克。先将荔枝核、橘核、小茴香下水煎煮，滤渣取药液，将药液与粳米一同煮粥。在每次月经结束的第一天开始服用，早晚各服一剂，连服1周，可辅助调治不孕。

● 主治病症

主治月经不调、子宫脱垂、盆腔炎、阑尾炎等。

● 同效不同穴

按摩气海、关元穴，也可以调治女性不孕。

● 特效按摩

用拇指指腹轻揉子宫，每次3~5分钟，可以调治女性不孕、月经不调等妇科疾病。

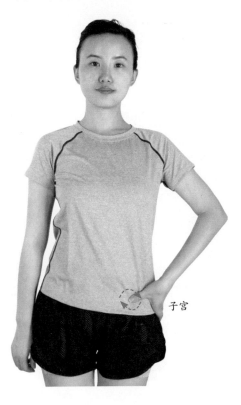

子宫

腰眼 治疗腰腿疼痛

"腰",腰部;"眼",眼窝,这里指凹陷处。本穴位于腰椎棘突下,旁开3寸的凹陷中,故名"腰眼"。

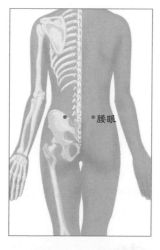

精确定位

本穴位于第4腰椎棘突下,旁开3寸的凹陷中。

简易取穴

两边侧腹部明显突起的骨性标志(即髂前上棘)的边线与腰椎相交处即是第四腰椎,其旁开3.5寸凹陷处即是腰眼穴。

● 主治病症

主治腰痛、阳痿、遗精、月经不调、带下、盆腔炎、腰肌劳损、坐骨神经痛。

● 同效不同穴

按摩肾俞、环跳穴,也可以调治腰腿疼痛。

● 特效按摩

两手轻握拳,用拳眼或拳背轻轻揉按腰眼穴1~3分钟,可治疗腰腿疼痛。

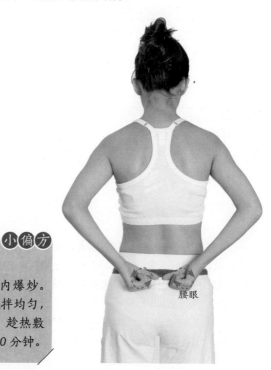

小偏方

治腰腿痛

醋热敷。取适量食盐放入铁锅内爆炒。然后取适量陈醋洒入盐内,边洒边搅拌均匀,醋洒完后再略炒一下,倒在布包内,趁热敷于腰腿部疼痛处。通常每次热敷15~20分钟。

188

四缝 积食不用愁

本穴位于手掌指骨关节横纹缝中点处，每手各四穴，故名"四缝"。

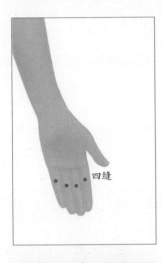
四缝

● 主治病症

主治积食、腹泻、咳嗽、气喘等。

● 同效不同穴

按摩中脘、足三里穴，也可以调治积食。

● 特效按摩

用拇指指端用力掐按四缝穴1分钟，以略感疼痛为度，可治积食。

精确定位

本穴位于两手2~5指的掌面，近侧指间关节横纹的中点即是四缝穴。

简易取穴

仰掌伸指，于食、中、无名、小指掌面近侧指间关节横纹中点取穴。

小偏方

治积食

蚕豆粉冲红糖饮。将500克蚕豆用水浸泡，去壳，晒干，研磨成粉，即成。每次服30~60克，加入红糖，冲入热开水，调匀后服食。

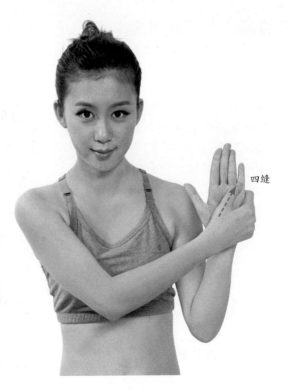
四缝

膝眼 主治膝关节疼痛

"膝"，膝部。"眼"，眼窝凹陷处。本穴位于膝盖内外侧的凹陷处，故名"膝眼"。在内侧称"内膝眼"，在外侧称"外膝眼"。

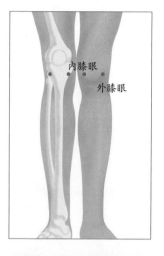

内膝眼
外膝眼

精确定位
本穴位于髌骨两侧凹陷中，左右腿各有两穴。

简易取穴
将膝盖折成直角时，在它的下面凹陷处，位于内侧称内膝眼，外侧的称外膝眼。

● 主治病症
主治膝痛、膝关节痛、腿脚重痛、脚气等。

● 同效不同穴
按摩血海、阳陵泉穴，也可以调治膝关节疼痛。

● 特效按摩
用手指指端按压或揉压膝眼穴 2~3 分钟，可治疗膝关节疼痛。

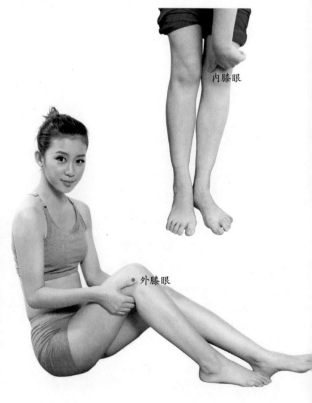

内膝眼

外膝眼

治膝关节痛
防风粳米粥。将防风 10 克、葱白 2 根用水煎煮，取药汁备用，然后用粳米煮粥，待粥将熟时加入药汁，煮开即可。一日 2 次，趁热服食。